입원중독치료 8대 전략 2판

입원중독치료 8대 전략 2판

8 Strategies for Addiction Treatment in Inpatient Setting

김한오·백수현·이기경 지음

HU:iNE

이 책에 대하여

1. 이 책은 입원한 중독 환자를 대상으로 집필한 것입니다. 그러나 중독의 치료 환경이 입원이든 외래든 혹은 독자적이든 치료법은 대동소이하므로, 이 교재를 정신건강의학과, 내과, 가정의학과 의사의 지도하에 외래 치료 환경에서 사용할 수도 있고, 중독관리통합지원센터와 같은 지역사회 치료 기관에서 혹은 중독자 본인이 독자적으로 사용해도 효과적일 것입니다.

2. 이 책의 초판은 저자들이 근무하는 병원의 중독 병동에서 사용한 교재였습니다. 저자들이 집필한 것을 출판사 도움 없이 그대로 세본하여 2025년 3월 4일 소책자로 만들어 사용한 것입니다. 그런데 사용하다 보니 환자들의 반응이 좋고 치료자도 치료의 방향이 정리되는 느낌이 들었습니다. 그래서 이 책에 담긴 노하우를 중독 치료 기관이나 중독자 개인에게 널리 나누고자 시중 출판해야겠다는 생각이 들어, 초판을 보완하여 2판으로 출판하게 된 것입니다. 초판에 비하여 2판은 2명이었던 저자가 이기경 선생님이 합류하여 3명이 되었고, 37개의 소제목이 46개로 늘어났으며, 분량도 80쪽에서 131쪽으로 50% 이상 증가하였고, 차례도 보다 합리적으로 개선하였습니다.

차례

전략 0

총론

✳

전략 0은 총론입니다.

이곳 전략 0에서는

①이 책이 어떻게 탄생되었는지를 밝히는 '머리말'로 시작하여,

②입원 병동의 규칙을 소개하였고,

③이어서 환자들이 중독치료를 위하여 지켜야 할 것을 요약한 "입원중독치료 12계명"과

④중독치료자가 갖춰야 할 기본 자세인 "중독치료자의 12자세"를 다루고 있습니다.

0-1 머리말

안녕하세요. 병원에 입원하신 중독자 여러분들을 진심으로 환영합니다. 여러분들은 중독 문제를 해결하고자 입원하셨습니다.

본론에 들어가기에 앞서 여러분들의 입원 사유인 중독에 대해 생각해 봅시다. 중독에 빠지기는 쉽지 않습니다. 여러분이 중독에 빠진 과정을 생각해 보십시오. 어쩌다 한 번 마신 술로, 어쩌다 한 번 한 도박으로 알코올중독자, 도박중독자가 되었나요? 절대 그렇지 않습니다. 중독자가 되기 위해서는 엄청난 시간과 돈과 정성을 쏟아야 합니다.

그러면 중독에서 빠져나오기는 쉬울까요? 이런 이야기가 있습니다. 모차르트에게 피아노를 배우러 온 학생이 있었습니다. 피아노를 전혀 치지 못하는 사람이기에 시간당 5만 원의 레슨비를 받았습니다. 다음에 피아노를 좀 쳐본 학생이 피아노를 배우러 왔습니다. 모차르트는 레슨비로 10만 원을 요구했습니다. 학생이 모차르트에게 물었습니다. "나는 피아노를 좀 쳐 본 사람인데, 왜 나의 레슨비가 초보자 레슨비보다 더 비싼가요?" 모차르트가 답했습니다. "초보자는 백지이기에 가르치기가 쉽습니다. 그러나 당신은 잘못된 습관에 길들었기에, 당신의 잘못된 습관을 교정하는 것이 더 힘듭니다. 그래서 레슨비가 더 비싼 것입니다."

중독은 몹시 나쁜 습관이 돌처럼 단단하게 몸에 밴 상태입니다. 이를 깨기는 정말 쉽지 않습니다. 시간이 오래 걸리고, 돈도 많이 들고, 정성도 많이 들여야 합니다.

그래서 병원에 입원한 환자나 치료자 모두가 중독에서 벗어나는 길이 무엇일까를 항상 고민합니다. 중독병동에서의 집단치료와 중독 강의를 통하여 중독에서 벗어나는 길이 무엇일까를 환자들과 함께 고민해 보았습니다. 환자들의 생각과 치료자들의 경험을 통하여 나온 작품을 모은 것이 바로 이 책자입니다.

이 책자의 내용은 다음과 같은 순서로 정리하였습니다. 서론으로서 머리말 및 입원 생활의 종합적인 안내를 다룬 후, 다음과 같이 8개의 범주로 나누어 정리해 보았습니다. 제일 먼저 자율성의 회복에 관한 내용입니다. 주체적으로 치료에 임하자는 것입니다. 두 번째는 나의 현실 보기입니다. 중독으로 초래된 나의 처참한 현실을 직시하자는 것입니다. 세 번째는 치료의 도움 받기입니다. 혼자 해서 안 되니까요. 네 번째는 치료의 목표 세우기입니다. 목표가 없으면 열심히 하지 않게 되니까요. 다섯 번째는 갈망을 다루는 기술 익히기입니다. 우리는 갈망에 반복해서 넘어졌기 때문입니다. 여섯 번째는 단주/단약/단도박 뒤의 건강한 일상생활 찾기입니다. 중독 행위를 멈추는 것만이 우리의 목표는 아닙니다. 단중독 너머 행복한 일상생활이 우리의 궁극적인 목표입니다. 일곱 번째는 재발을 다루는 방법 찾기입니다. 중독은 재발이 잦은 병이기 때문입니다. 여덟 번째는 이 모든 것을 훈련한 뒤 퇴원 뒤에 어떻게 지낼 것인가를 다룬 퇴원 준비입니다. 이 여덟 가지를 「입원중독치료 8대 전략」이라고 이름 붙여보았습니다.

본 소책자의 내용이 회복에 이르는 완벽한 길은 아닐 수 있습니다. 그러나 이렇게 회복을 위하여 노력하는 것 자체에 가장 큰 의미가 있는 것이 아닐까요? 길은 찾기도 쉽지 않지만, 찾은 길을 걷기도 쉽지 않습니다. 우리가 함께 발견해 나가는 이 회복의 길을 함께 걸어보지 않으시겠습니까?

2025년 5월 저자 일동

※ 여러분들은 어떤 마음으로 입원하셨나요?

0-2 중독병동 입원치료 안내

귀하께서 중독치료를 위하여 입원을 선택한 그 결단에 응원의 박수를 보냅니다. 귀하의 회복과 쾌적한 병동 분위기를 위하여 **중독병동 입원치료**를 안내하오니 준수하여 주실 것을 부탁드립니다.

◉ **8대 치료 방침**

1. **자발적 치료**를 위하여 중독센터는 **자의** 또는 **동의 입원(산책 허락 필수)**만 가능하며, **개방 병동**(개방 시간 오후 1시~4시 30분)으로 운영됩니다.
2. **입원 기간**은 3~6개월을 권합니다. 3개월 미만이라면 중독치료 준비 시간이 모자라고, 6개월 이상이면 병원이 집이 되어 버리기 때문입니다. 1년 이상은 입원할 수 없습니다.
3. **운동 및 산책**을 꼭 하시기 바랍니다. 건강이 있어야 중독치료가 가능하기 때문입니다.
4. **프로그램**에 100% 참석하셔야 합니다. 회복의 기초는 교육이기 때문입니다.
5. **12단계 집단치료**는 자신을 검토하는 도구로서, 처음 입원한 환자, 병동에서 참석을 지정한 환자, 참석을 희망하는 환자가 참석합니다.
6. **회복일지**를 일반 노트가 아닌 『84일간의 회복여행일지』에 기록하시기 바랍니다. 회복일지가 중독자의 삶을 정상화하기 위하여 특별히 고안된 것들이기 때문입니다.
7. **중독 서적**을 매일 읽고 기록하시기 바랍니다. 책에는 회복자 선배들의 회복 경험담이 있기 때문입니다.
8. **자조모임**(AA, GA, NA) 참석 및 **후원자** 결성을 권고합니다. 회복자야말로 스승이기 때문입니다.

⊙ **주요 병동 규정** (※자세한 내용은 각 실에 비치된 「중독병동 생활 안내」 참고)

1. 중독병동 입원 당일부터 **산책**(매일 오후 1시~4시30분, 입원 초 3일 정도는 신체 회복이 안 되었기에 산책 자제를 권고) 및 목요일 저녁 **AA 받아들임 참석**(오후 7~9시, 전날 신청)이 가능하며, 병동 입원 15일차부터 주 2회 **외출**(오후 4시 30분까지 귀원, 전날 신청)을 할 수 있으며, **외박**은 설, 추석 연휴 외에는 실시하지 않습니다.

2. **개인 소지품**을 ①사물함, ②침대 책상 위, ③침대 밑의 상자 2개 이외에는 두지 마십시오. 예를 들어 ①침대 밑의 상자 2개를 초과하는 짐, ②침대 위의 침구류 이외의 물건, ③벽에 건 옷, ④침대와 벽 사이, ⑤침대 주변의 물건 등이 발생하지 않도록 해주실 것을 부탁합니다. 과도한 짐은 공동생활에 방해가 되고 미관상 나쁘기 때문입니다.

3. **도박중독자**의 경우 스마트폰, 노트북 등을 사용할 수 없으며, **약물중독자**의 경우 불시에 약물 소변 검사를 받을 수 있습니다.

4. **벌점** 부과 : 병동 규정 미준수 시(「중독병동 생활 안내」 참고).

5. **전동** 사유 : ①벌점 5점, ②프로그램 결석, ③회복일지 주5일 이상 미작성, ④음주 귀원, ⑤기물 파손, 폭행, ⑥도박환자의 휴대폰, 노트북, 태블릿PC 사용(빌려 사용하는 경우도).

6. **중독센터 입원 영구 금지** 사유 : ①연 3회 음주 귀원, ②미귀원, ③병동 내 음주(약물, 도박) 행위, ④알코올/마약류의 병동 반입, ⑤기타 치료환경 훼손이라는 주치의의 판단 시. 대개 이런 5가지 행동을 하는 환자분들은 재입원해도 비슷한 행동을 반복하기에 중독병동으로의 재입원을 영구 금지합니다(정신과 병동으로의 입원은 가능).

회복을 향한 귀하의 열망과 치료자의 열정이 만나 회복의 열매가 맺어지게 될 것을 믿습니다. 함께 나아갑시다.

(※ 위 내용은 한 병원의 예입니다. 각 치료기관의 실정에 맞게 수정한 내용을 이곳에 부착하여 사용하시기 바랍니다.)

※ 당신은 「중독병동 입원치료 안내」를 잘 숙지하셨나요?

0-3 입원중독치료 12계명

입원 중의 성공적인 중독치료를 위하여 다음과 같이 **입원중독치료 12계명**을 권면하오니, 최대한 실천해 보시기 바랍니다.

1. 환자인 나는 중독자임을 인정하고 치료받아 회복되기를 원한다.
2. 나는 병원과 주치의가 나를 회복시켜 줄 수 있음을 믿고, 병원과 주치의의 다음과 같은 권고를 따른다.
3. 나는 기상 직후 「단중독 다짐문」이나 「사명 선언문」을 암송한다.
4. 나는 「회복일지」를 기록한다.
5. 나는 필요하다면 「중독 서적 독서일지」를 기록한다.
6. 나는 필요하다면 「프로그램 학습일시」를 기록한다.
7. 나는 「사조모임(AA, NA, GA)」에 참석하고 「후원자」를 만들어 도움을 받는다.
8. 나는 「주간생활 시간표」를 만들어 준수한다.
9. 나는 「매일 생활점검표」를 만들어 매일 점검한다.
10. 나는 매일 「산책 및 운동」하고 「청소」한다.
11. 나는 퇴원 뒤 「외래치료」를 받는다.
12. 나는 「병동 규칙」을 준수한다.

※ 당신은 「입원중독치료 12계명」 중 실천하고 계신 것은 어떤 계명인가요? 앞으로 어떤 계명을 실천할 계획이신가요?

0-4 중독치료자의 12자세

나는 중독병동의 치료자로서, 치료자의 역량 강화가 환자 치료의 기초임을 알고, 다음과 같은 **중독치료자의 12자세**를 준수하기 위하여 최선을 다한다.

1. 치료자인 나는 치료자와 환자를 다르게 생각하지 않는다. 치료자도 환자도 똑같이 미숙한 인간이기 때문이다. 치료란 치료자가 환자를 도와주는 것이 아니라, 치료자와 환자가 함께 성장하는 과정이다.
2. 나는 치료를 서두르지 않는다. 환자는 쉽게 바뀔 수 없기 때문이다. 치료자가 서두르면 치료가 망가진다.
3. 나는 어떤 환자도 포기하지 않는다. 회복 가능자를 예측하는 것은 불가능하기 때문이다.
4. 나는 환자와 **개인 면담**을 한다. 개인 면담은 모든 치료의 기초이기 때문이다.
5. 나는 환자를 치료하고 치료자의 역량을 강화하기 위하여 **프로그램**을 하나 이상 진행하고, 진행 후 **치료일지**를 기록한다.
6. 나는 다른 치료자와 협력한다. 다른 치료자의 진행 프로그램에 참석하여 배우고, 피드백을 주거나, 다른 치료자와 치료를 함께 공부하거나, 치료자 회의에 참석하여 의견을 교환한다.
7. 나는 치료자인 내가 하고 있지 않은 것을 환자에게 권하지 않는다. 환자와 함께해야 할 것들로 다음과 같은 것들이 있다.
8. 나는 **단주**한다. 중독자에게 어려운 단주를 치료자도 함으로써 모범을 보여주기 위함이다.
9. 나는 **회복일지**를 기록한다.
10. 나는 **자조모임**에 연 1회 이상 참석한다.

11. 나는 **중독 서적**이나 논문을 읽고 **중독 독서록**에 기록한다.

12. 나는 치료자가 지니고 있는 전문성을 살려 치료교재나 논문 등을 **집필**한다. 치료법을 체계화하고 유산으로 남기는 것은 치료자의 역할이기 때문이다.

※ 당신은 이 병원의 치료진에게 신뢰가 가나요?
치료진도 이 「중독치료자의 12자세」를 지키기 위해서는 지속적으로 노력해야 합니다. 치료자를 많이 응원해 주시기 바랍니다.

전략 1

자율성

*

중독치료의 첫 번째 전략은 자율성입니다.

사람은 누구나 자신의 인생을 자기가 설계하고 살아가고 싶어 합니다. 중독치료도 마찬가지이겠지요. 중독이라는 문제를 내가 어떻게 자율적으로 해결할 것인가를 다루는 것이 입원중독치료의 전략 1입니다.

전략 1에서는

①자율성이란 무엇인가로 시작하여,

②자율적으로 병원을 선택 입원한 후,

③입원 중 생긴 변화 행동이 무엇인지를 알아,

④이 변화 행동을 지속하기 위하여 '생활시간표'와

⑤'생활점검표'를 사용하는 방법을 다루고 있습니다.

1-1 자율성 회복하기

⊙ 중독자는 자기 뜻대로 중독 대상을 조절할 수 없고, 삶도 관리할 수 없습니다. **중독이란 중독 대상에게 자율성이 박탈되고, 그 결과 삶에 대한 자율성마저 손상된 상태**이기 때문입니다. 이 **자율성을 회복하는 것이 중독치료**입니다.

⊙ **자율성이 박탈되면** 이렇게 됩니다. 예를 들면, 강제로 입원당하고, 퇴원 날짜도 가족들에 의하여 정해지게 됩니다. 이렇게 입원한 사람은 적극적으로 치료에 임하지 않을 수도 있습니다.

⊙ **자율성을 회복한다는 것**은 다음과 같이 능동적으로 판단 및 선택하는 것입니다.

1. 제일 먼저 **중독의 인정**입니다. 가족이나 의사의 판단이 아닌, 스스로가 자신의 행동을 보고 중독 여부를 판단해야 합니다.
2. 중독을 인정한다고 해서 무조건 치료를 받는 것은 아닙니다. **치료 여부**도 본인이 판단해야 합니다.
3. 치료를 받을 것을 결심한 뒤에는, **치료 기관**을 선택해야 합니다. 지역사회의 센터에 갈 것인지, 병원에 간다면 어느 병원으로 갈 것인지도 본인이 선택해야 합니다.
4. 입원은 보호(강제) 입원이 아닌 **자의 입원/동의 입원**이어야 합니다. 그러나 가족이나 의사에게 신용을 잃었을 경우거나 증상이 너무 심할 때, 가족도 의사도 보호 입원을 결정하는 경우가 있습니다. 자의/동의 입원은 다음과 같은 의미가 있습니다. ①치료에 대해 본인이 책임진다. ②스스로 낫고자 하는 의지가 있다. ③가족에게 신용을 얻고 있다. ④억압된 마음 없이 치료에 임한다. ⑤외출이 자유로우므로 사회로부터 고립되지 않는다. ⑥치료를 주도한다.

5. **입원 기간**을 본인이 정해야 합니다.

6. **치료 목표**를 단주로 할 것인지 조절 음주로 할 것인지를 자율적으로 선택해야 합니다.

7. 입원 중에 **치료 계획** 수립, **의약품 및 검사**의 선택도 본인이 해야 합니다.

8. 퇴원 뒤의 **외래치료**나 **AA 참석** 여부도 본인이 판단해야 합니다.

⊙ **자율성 회복 시 주의점**은 다음과 같습니다.

1. 자율성이라고 하여 술을 조절해서 사용할 수 있는 상태로서의 자율성 회복을 의미하는 것은 아닙니다. 중독자는 영원히 술을 조절하여 마실 수 없기 때문입니다. 치료 목표로서 단주냐 절주냐를 자율적으로 선택하라는 의미로서의 자율성인 것입니다.

2. 자율성이 방종이 되어서는 안 됩니다. 내 맘대로 하는 것이 자율은 아닙니다. 가족이나 치료자와 충분히 상의를 하면서 스스로 판단하는 것이 자율입니다.

3. 타율을 자율화해야 합니다. 치료의 시작, 입원 형태, 병원 선택, 주치의의 결정, 병동 프로그램 참석이나 규칙 준수의 의무 등 치료의 많은 과정이 타율로 주어집니다. 이를 적극적으로 받아들인다면 자율성은 회복되는 것입니다.

자율성이 박탈된 상태인 중독에서 벗어나기 위해서는 자율성이 회복되어야 합니다. 입원 기간을 자율성 회복의 기회로 삼으시기 바랍니다.

✳ 당신은 치료를 받겠다고 스스로 결정했나요?

1-2 입원 병원 선택하기

여러분이 중요한 수술을 받으신다면, 이왕이면 실력이 있는 의사, 시설이 좋은 병원에서 수술을 받으려고 하지 않을까요? 마찬가지로 자신의 중독 문제를 해결하기 위해서는 입원 병원을 신중하게 선택하셔야 합니다.

⊙ 수도권의 **중독치료 병원**으로는 계요병원, 다사랑중앙병원, 아주편한병원, 이음병원, 성남사랑의병원, 인천참사랑병원, 부천W진병원, 카프성모병원, 은평시립병원, 경기도립정신병원(마약) 등이 있습니다.

⊙ **병원 선택이 중요한 이유**를 환자분들께서는 다음과 같이 말합니다.

1. 병원에 따라 치료 프로그램과 생활 환경이 다르다.
2. 어떤 병원은 전혀 소통이 없어 마치 교도소에 있는 것 같다.
3. 어떤 병원은 시설이 너무 열악하다.
4. 어떤 병원은 조현병 환자들과 같이 지내 불편하다.

⊙ 환자들이 병원을 선택할 때에는 나름의 이유가 있을 것입니다. 병원을 선택할 때의 선택 이유로 다음과 같은 것들을 환자분들은 언급합니다.

1. **자유도** : A 병원은 환자를 너무 통제하려고 하여 자긍심이 떨어진다. B 병원은 단주의 동기가 강한 사람이 많이 입원하기는 하나, 자의 입원을 받지 않는다. C 병원은 대부분 자의 입원이다. 자율성을 중시하는 병원이기에 선택했다.
2. **시스템** : 시스템이 단순하기에 선택했다. 예를 들어 해독→산책→외출이 기간에 따라 주어져 복잡하지 않은 것이 좋다.
3. **교육** : 교육이 꼭 많다고 도움이 되는 것은 아니다. 특히 지식 교육은 양이 중

요한 것이 아니라 질이 중요하다.

4. **치료진** : 치료진의 수준이 높고 친절하기에 선택했다.
5. **장기 입원** : 1년씩 있게 하는 병원이기에 선택했다.
6. **시설 및 식사** : 시설이 좋고 식사도 만족스러워 선택했다.
7. **친숙성** : 다른 병원에 가본 적이 없다. 아는 사람도 있고 하여 계속 같은 병원에 오게 된다.
8. **평판** : 이 병원에 대한 좋은 인식을 나 자신도 가족도 가지고 있기에 재입원했다.
9. **안정감** : 마음을 편안하게 해주는 병원이기에 선택했다.
10. **회복의 희망** : 회복의 희망을 주는 병원이기에 선택했다.

여러분이 선택한 병원이 최고의 병원은 아닐지라도, 적어도 환자분들의 시간을 낭비하는 병원이 되지 않도록 병원 치료진은 노력하고 있습니다. 여러분의 회복에 가장 큰 도움이 되는 병원을 선택하시기 바랍니다.

✳ (이 병원에 처음 입원이라면) 당신이 이 병원을 선택한 이유는 무엇인가요?
(이 병원에 반복 입원이라면) 당신이 이 병원에 계속 오는 이유는 무엇인가요?

1-3 변화 행동 습관화하기

⊙ 중독은 생각만으로 된 것이 아니라, 몸으로 반복된 행위를 해서 생긴 악습관입니다. 따라서 중독에서 벗어나려면 생각과 행동의 변화가 있어야 하며, 이런 **행동의 변화가 습관이 되어야 단주가 유지됩니다.** 마치 운전을 하기 위해서는 운전면허 교본의 내용도 이론적으로 알아야 하나, 운전 기술을 몸에 익혀야 하는 것과 같습니다.

⊙ 환자분들은 **입원 중의 변화**를 다음과 같이 경험했다고 합니다.

1. 생각, 태도, 마음가짐의 변화

①평정심의 중요성을 알게 되었다. ②여유롭게 되었다.

③안정감이 생겼다. ④인내심이 생겼다.

⑤하나님을 믿어야겠다는 생각이 들었다. ⑥욕심을 버리게 되었다.

⑦유튜브를 통하여 법륜스님의 말씀을 공부하게 되었다.

⑧성경을 필사하게 되었다. ⑨독서를 하게 되었다.

2. 대인 관계의 변화

①가족 관계를 생각하게 되었다. ②누나에게 전화하여 사과하였다.

③자식이 스승이라는 것을 깨닫게 되었다.

3. 신체 행동의 변화

①밤 11시 취침, 아침 6시 기상하게 되었다.

②하루 세끼를 제대로 먹게 되었다. ③스트레칭을 하게 되었다.

④요가 명상을 하게 되었다. ⑤걷기 운동을 하게 되었다.

⑥하루 3회 실내 자전거를 타게 되었다.

⑦당뇨, 고혈압을 스스로 관리하게 되었다.

4. 중독치료 관련 변화

①단주를 결심하게 되었다.

②회복을 목표로 하게 되었다.

③입·퇴원을 가족과 다투지 않고 하게 되었다.

④〈마음의 언어〉라는 월간 AA 책자를 읽게 되었다.

⑤12단계 중 1단계를 확실히 하게 되었다.

⑥아침마다 단주 선언을 하게 되었다.

⑦아침에는 명상을, 저녁에는 일기를 쓰는 식으로 회복일지를 쓰게 되었다.

⑧AA에 참석하며 경험담이 귀에 들어오게 되었고, 혼자서는 단주가 안 되고 회복자를 따라야겠다는 생각이 들었다.

⑨1개월 이상 입원한 적이 없었는데 벌써 2개월 이상 있으면서 많은 것을 생각하게 되었다.

과거 입원 생활과 현재의 입원 생활이 동일하다면, 퇴원하여 단주는 되지 않습니다. 입원할 때마다 한 가지씩이라도 행동이 변한다면, 열 번 입원하면 열 가지의 행동 변화가 있게 되겠지요. 이런 **변화된 행동을 습관화한다면 퇴원 뒤 단주는 자연스럽게 될 것입니다.**

✳ 입원 후 습관화된 변화 행동에는 무엇이 있나요?

1-4 생활시간표 짜기

⊙ 생활시간표를 만들어야 하는 이유

우리는 음주를 습관처럼 했습니다. 그러기에 퇴원하면 내적인 음주 갈망과 외적인 음주 유혹에 넘어가 습관처럼 다시 음주하기 쉽습니다. 음주 습관을 이기는 길은 **무음주를 습관화**하는 것입니다. 무음주는 운전과 같아서, 생각이나 말로 하는 것이 아니라 습관으로 하는 것입니다.

그래서 입원 중에 무음주 생활을 습관화해 놓고 퇴원해야 합니다.

무음주 생활을 습관화하기 위해서는 생활시간표를 만들어 이를 지키는 연습을 하는 것이 좋습니다.

생활시간표 예	
6:00	기상 > 단주 선언문 암송 > 침구 정리 > 씻기 > 경전, 매일의 명상 등 묵상 > 회복일지(명상 부분) 기록
7:30	조식
8:00	산책 또는 운동
9:00	아침의 명상 방송 듣기
9:30	중독 서적 독서
10:30	병동 프로그램 참석
12:00	중식
1:00	산책, AA, 중독관리센터 모임 참석
5:30	석식
6:00	청소 및 정리
7:00	저녁 운동 > 씻기
9:00	회복일지(일기 부분) 기록
9:30	취침

⊙ 생활시간표의 내용

무음주 생활은 일상생활과 단주생활로 구성됩니다. 환자분들 및 필자가 권하는, 생활시간표 안에 포함될 일상생활 및 단주생활의 항목은 다음의 예와 같습니다.

1. **일상생활** : ①기상 및 취침 시간, ②경전(성경, 불경 등) 묵상, ③씻기, ④식사, ⑤운동이나 산책, ⑥독서, ⑦청소, 정리 등.
2. **단주생활** : ①단주 선언문 암송, ②단주 서적 독서, ③회복일지 작성, ④AA 모임, 중독관리센터 모임 참석, ⑤외래 방문, ⑥후원자와의 연락.

⊙ 생활시간표 작성 및 실행의 주의점

1. 무리하지 말고 실천할 수 있는 것부터 하나씩 항목을 늘려가는 것이 좋습니다.
2. 생활시간표를 잘 보이는 벽에 붙여두십시오.

집 안(입원 중)에서 새는 바가지는 집 밖(퇴원 후)에서도 샙니다. 입원 중에 자신을 새지 않는 바가지로 만드시기 바랍니다.

※ 입원 중의 생활시간표를 만들어 봅시다.

1-5 생활 점검하기

⊙『생활점검표』를 만들어야 하는 이유

단주생활과 일상생활로 구성된 무음주 생활을 습관화하기 위해서는 생활시간표가 필요합니다. 그런데 생활시간표를 만들었다고 하여 이를 지키게 되는 것은 아닙니다. 생활시간표 내의 중요 항목을 지켰는지를 매일 점검해야 생활시간표가 습관화됩니다. 그래서『생활점검표』를 아래의 예와 같이 만들어 점검하는 것이 좋습니다.

점검 항목	시각	일	월	화	수	목	금	토
		3/2	3/3	3/4	3/5	3/6	3/7	3/8
1. 단주선언문	7:00	○	○	○				
2. 청소	7:10	○	×	○				
3. 회복일지「명상」기록	7:30	○	×	×				
4. 중독 서적 독서	9:00	○	×	○				
5. 오전 프로그램 참석	10:30	○	○	○				
6. 오후 산책	1:00	○	○	×				
7. AA 참석	2:00	×	○	×				
8. 부정적인 말 안 하기		×	○	×				
9. 회복일지 「일기」 기록	8:30	○	○	○				

⊙『생활점검표』 작성 및 실행의 주의점

1. 『생활점검표』의 항목은 매일 점검할 필요가 있는 것으로 합니다. 특히 실천이 잘 안되는 것이나 매일 하고 싶은 것으로 항목을 정하십시오.
2. 단주생활 및 일상생활에 관련된 내용이 모두 포함되게 하십시오.
3. 무리하지 말고 실천할 수 있는 항목으로 하나씩 늘려가십시오.
4. 회복일지의 「일기」를 기록할 때 『생활점검표』도 점검하십시오.
5. 매주 『생활점검표』를 새롭게 만들고, 만들 때마다 항목을 수정하십시오.

「계획→실행→점검」은 경영의 기본입니다. 점검하지 않으면 계획은 실행되지 않습니다. 매일 점검하여 매일 성장하는 자신이 되기 바랍니다.

※ 생활점검표를 만들어 매일 점검해 봅시다.

섬검 항목	시각	일	월	화	수	목	금	토

*본 책자의 후면에 『생활점검표』 42일분을 제공하였습니다.

전략 2

현실 직시

✳

전략 2는 현실 직시입니다.

헌실 지시란 내가 현재 어느 곳에 있는지를 아는 것입니다. 나의 현 좌표를 알아야 목표점을 정하여 나아갈 수 있지 않겠습니까?

전략 2에서는

①우리가 걸린 중독이라는 병이 어떤 병인지를 이해한 후,

②중독으로 인하여 초래된 폐해로 무엇이 있는지를 생각해 보도록 하였습니다.

2-1 중독을 인식하기

중독치료의 첫걸음은 현재의 나의 상태를 제대로 인식하는 것입니다. 중독에 관해서 인식해야 할 것은 다음과 같이 세 가지입니다.

제1병식] 중독 폐해 인식하기

이는 폭음이나 도박이나 마약류로 인하여 내 삶이 어떻게 되었는지를 직시하는 것입니다. 중독의 폐해는 한 마디로 융단폭격입니다. 영성, 정신, 신체, 경제, 관계 등 인생의 전 영역에 걸쳐 상당 부분이 황폐화됩니다.

중독의 폐해를 인식하지 않으면, 철없이 계속 중독 행위를 하게 될 것입니다. 그러나 중독의 폐해를 인식하게 되면, 중독 폐해의 원인인 중독 행위를 고치려는 마음이 생기게 될 것입니다.

제2병식] 조절 장애 인식하기

이는 음주, 도박, 마약류 사용이 조절이 안 된다는 것, 즉 적당히 마시거나, 적당한 액수만 도박을 하거나, 적당한 선까지만 마약을 사용하는 것이 불가능하다는 것을 인식하는 것입니다.

조절 장애를 인식하지 않으면, 중독의 폐해를 일으키지 않는 선까지만 조절해서 중독 행위를 하려고 시도하게 됩니다. 그 결과는 처참한 패배일 뿐입니다. 그러나 조절 장애를 인식하면, 단주/단도박/단약을 시도할 것입니다.

제3병식] 중독 행위로 이끄는 미친 정신(insanity) 인식하기

"음주/도박/마약류에 손을 대지 않으면 더 이상의 폐해는 생기지 않을 것이다"라고 생각하면 모든 문제가 해결된 것처럼 보입니다. 그런데 이상하게도 이런 생각을 함에도 반복적으로 중독 행위를 하게 됩니다. 왜일까요? 그것은 중독 행위로 이끄는 '미친 정신(무모한 정신)'이 있기 때문입니다. 예를 들어 "술 없는 인생은 삶이 아니야"라는 식의 철학을 가지고 있다면, 단주를 해도 그냥 참는 것이지 진심으로 단주한 것이 아닙니다. "술 없이도 인생은 살 만하구나!", 더 나아가서 "술 없는 인생이 더 좋구나!"와 같이 술에 대한 인식 자체가 바뀌어야, 갈등 없이 단주를 오래 유지할 수 있습니다.

①제1병식인 '중독 폐해' 인식은 중독 결과의 인식이고,
②제2병식인 '조절 장애' 인식은 중독 증상의 인식이고,
③제3병식인 '미친 정신'의 인식은 중독 원인의 인식입니다.

이 세 가지를 인식하면서
①미친 정신을 바른 정신으로,
②조절 장애를 단주로,
③중독 폐해를 건전한 삶으로 회복시키는 중독치료 작업을 시작하시기 바랍니다.

※ 병식에는 3단계가 있습니다. 중독 폐해 인식 → 조절 장애 인식 → 무모한 정신 인식. 당신은 어느 단계까지 인식했다고 생각하나요? 그 이유는 무엇인가요?

2-2 중독 폐해를 기억하기

⊙ 중독 폐해를 기억하며 단주하고 있는 노인 환자

85세 환자가 있습니다. 매일 소주 10병씩 마시다가 기억력이 떨어져, 2022년 83세에 계요병원에 처음 입원하여 20일 후에 퇴원하여, 매달 외래를 오면서 단주를 유지하고 있습니다. 이 환자는 술을 안 먹는 이유를 이렇게 말했습니다. "그렇게 고생했는데 먹으면 안 되지. 술 먹고 죽으려고 하지 않아. 먹으면 안 되지. 큰일 나."

⊙ 환자들이 기억하는 음주 폐해

이 노인 환자가 단주를 유지하는 이유 중 하나는 중독 폐해를 잊지 않고 있다는 점입니다. 중독치료의 첫걸음은 중독 폐해를 기억하는 것입니다. 환자분들은 본인들이 경험한 중독 폐해를 다음과 같이 말합니다.

1. 중독으로 인하여 영적, 정신적으로 황폐해졌다. 자괴감, 자책감을 느낀다. 한 달간 씻지도 않고 술만 마시다가 구토하는 등 신체 고통이 극심하다.
2. 안 먹으면 금단 고통이 있고, 마시면 속이 쓰리게 된다. 혓바닥이 갈라지고 물똥을 싼다.
3. 술 마시고 욕설하고, 간경화로 복수와 황달이 왔다. 의사가 죽는다고 하기에, 죽기 전에 세례라도 받자고 하여 천주교 세례를 받았으나, 단주하니 몸이 회복되어 또 음주하게 되었다. 이혼당하고 나서야 중독 문제를 인식하게 되었다. 그래서 안 죽을 정도로만 마시면 안 될까 하는 생각이 들었다. 그래서 또 마시다가 췌장염에 걸려 입원하면 몸이 회복하게 되고, 퇴원하면 먹어도 안 죽는다는 생각이 들어 항상 조절 망상을 갖게 된다.
4. 폭음하니 정신이 회까닥하게 되었다.

5. 폭음으로 간이 나빠지고, 넘어져 다치고, 사회생활, 직장 생활을 제대로 못 하게 되고, 약속을 안 지키게 되고, 가정에 고통을 주었다.
6. 가족에게 미안하다. 남들보다 빨리 승진했는데 40대 말부터는 종일 음주하게 되어 명예퇴직하였다. 애들을 후원해 주지 못해 미안하다.
7. 술 마시고 합리화하고, 식사를 소홀히 하여 체력이 약화되고, 조절 음주하다가 결국은 폭음으로 간다.

⊙ 음주 폐해 기억 + 더 큰 힘에게 의지하기 = 회복

한 환자가 말했습니다. "중독이 괴로워 자살을 2번 시도했다. 죽는 게 편하다고 생각한다. 그런데 죽지 않는다." 이 '자살'하고 싶은 절망감을 '살자'는 희망으로 어떻게 바꿀 수 있을까요? 다른 환자가 답을 주었습니다. "음주 폐해를 기억하는 것만으로는 안 된다. 더 큰 힘에게 기대야 한다."

✳ 중독으로 인하여 당신과 당신 주변에 생긴 폐해로 무엇이 있나요?

전략 3

치료 자원

✳

전략 3은 치료 자원입니다.

전략 2가 현실 직시 즉 나의 현 위치를 아는 것이라면, 전략 3은 목표 설정이 되어야 할 것 같으나, 치료 자원이 전략 3이 되어야 합니다.

그 이유는 다음과 같습니다. 인간의 성장을 예로 들어 봅시다. 태어난 아기는 걷지도 못합니다. 이것이 현실 직시입니다. 걷지도 못하는 아기가 엄마의 도움을 받습니다. 엄마가 치료 자원입니다. 엄마의 도움으로 어느 정도 성장한 뒤에 자신이 어떻게 살 것인지를 즉 인생의 목표 설정을 하게 됩니다. 교육도 그렇습니다. 아무것도 모르는(현실 직시) 학생이 교사(치료 자원)의 도움으로 배워 가다가, 어떤 진로(목표 설정)를 택할 것인지를 정하게 됩니다.

중독치료도 그렇습니다. 중독에 빠지면(현실 직시) 어디로 가야 할지 혼란스럽게 됩니다. 이때 도우미의 도움(치료 자원)으로 가야 할 곳(치료 목표)을 정하게 됩니다.

전략 3에서는 치료 자원으로서

①주치의,

②병동 간호사,

③동료 환자,

④회복일지,

⑤AA,

⑥종교 활동을 다루었습니다.

3-1 치료 자원 도움 받기

⊙ 8대 치료 자원(치료 도우미)

학창 시절에 수학 문제가 풀리지 않으면 어떻게 하셨나요? 참고서를 보거나, 선생님에게 물어봤을 것입니다. 그러면 중독이 혼자 힘으로 해결되지 않으면 어떻게 하면 될까요? 도움을 받으시면 됩니다. 중독치료를 도와주는 자원을 '치료 자원'('치료 도우미')이라고 하며, 다음과 같이 8가지가 있습니다.

1. 회복자나 전문가가 회복 방법을 기록한 **중독 서적**이 있습니다. 『회복에 이르는 길』, 『익명의 알코올중독자들』, 『온전한 생활』, 『매일의 명상』, 『12단계 12전통』, 『어쩌다 도박』 등의 중독 서적을 반복해서 정독하시기 바랍니다.
2. 중독치료를 전공으로 한 중독치료 **전문가**가 있습니다. 병원뿐만이 아니라 중독관리통합지원센터(kaacc.co.kr), 한국도박문제예방치유원(kcgp.or.kr), 한국마약퇴치운동본부(drugfree.or.kr) 등도 방문하여 도움을 받아 보십시오.
3. 회복의 달인인 **회복자(후원자)**가 있습니다. 이분들은 중독에서 벗어나 보았기에 회복의 길을 잘 알고 있습니다. 자조모임에서 후원자 관계를 맺어 보십시오.
4. 회복자들의 모임인 **자조모임**이 있습니다. 알코올중독자들의 모임인 AA(aakorea.org), 약물중독자들의 모임인 NA(nakorea.org), 도박중독자들의 모임인 GA(dandobak.co.kr) 등입니다. 중독자는 병원에 모이고, 회복자는 자조모임에 모입니다. 어디에 속하고 싶으신가요?
5. 우리의 친구가 되어주는 **지역사회**가 있습니다. 퇴원 후 혼자 지내거나, 당장 직업이 없는 경우, 복지관이나 동사무소 등을 활용하시면 점심 식사, 취미 활동, 치료비 지원, 임대 주택 등의 도움을 받으실 수 있습니다.
6. 마음을 수양할 수 있는 **종교**가 있습니다. 종교 활동은 큰 힘이 됩니다. 입원

중에 종교 경전을 일독해 볼 수도 있겠지요.

7. 우리를 최고로 사랑해 주는 **가족**이 있습니다. 가족들의 의견에 동의가 되지 않을 수도 있으나, 그 의견에 순종하시기를 바랍니다.
8. 자신을 점검해 주는 **일지**가 있습니다. 『84일간의 회복여행일지』와 같은 일지를 매일 기록하시면 자신을 돌아볼 수 있게 됩니다.

학교에 간다고 지식이 저절로 쌓이는 것이 아니라, 공부를 해야 지식이 쌓입니다. 마찬가지로 입원한다고 저절로 단주가 되는 것이 아니라, 이 8대 치료 자원을 활용해야 단주가 됩니다. '퇴원 후'가 아니라 '입원 중'에 8대 치료 자원을 경험하시기를 바랍니다. 중독치료는 혼자 하면 힘드나, 도움을 받으면 성공할 수 있습니다.

✳ 당신은 8가지 치료 자원 중 몇 가지의 도움을 받고 있나요?

3-2 주치의의 도움 받기

⊙ 폭풍우 치는 어둡고 험난한 밤바다에서 **배를 모는 선장은 저 멀리 보이는 등대의 불빛을 따라** 길을 찾습니다. 등대는 배들에게 비바람을 막아주지도 못하며, 배를 파도 밖으로 끌어내지도 못합니다. 하지만 등대의 곧고 변함없는 불빛을 통해 우리는 나의 배가 어디에 있는지 알 수 있고, 어디로 가야 할지 방향을 잡고 목적지를 향해 나아갑니다.

주치의는 여러분에게 등대 역할을 합니다. 여러분의 배는 여러분의 몸과 마음이며, 배의 여러 구성품들은 여러분들의 몸과 마음의 기능들(생각, 감정, 충동 등)입니다. 여러분은 등대의 불빛 아래에서 자신의 배가 얼마나 망가졌는지를 볼 수 있고, 배의 엔진과 조종 핸들 등 어느 부분이 제대로 작동하지 않는지 확인할 수 있습니다.

⊙ 중독 물질과 중독 행동으로부터 비교적 안전하게 벗어나 있는 **입원 기간 여러분들은 무엇을 해야 할까요?** 자신의 몸과 마음의 어느 부분이 아프고 병들었는지를 인식하고, 문제가 생긴 부분을 고치려고 노력해야 합니다. 입원 당시와 똑같은 상태로 다시금 퇴원한다면, 즉 다시 바다로 나간다면 곧 들이닥치는 어둠과 비바람에 배는 점점 망가지고 결국 전복될 것입니다.

⊙ 병원의 여러 치료진들의 도움과 12단계, AA 등의 회복 프로그램들의 참석을 통해 자신의 아픈 부분을 다듬고 회복시키고 고쳐나갑니다. 이 과정은 스스로 해나가야 합니다. **주치의는 다만 가만히 그곳에 서서 여러분들이 가야 할 곳을 흔들리지 않고 비춰줄 것입니다.** 중간에 문제가 생기더라도 그 불빛 아래에서 여러분들은 무엇이 문제인지, 어디가 문제인지 확인하고 다시금 목적지를 향해 방향을 틀 수 있습니다.

⊙ **주치의는 여러분에게 항상 질문을 던지고 어떤 이야기들을 합니다.** 대수롭지 않은 질문 같아서 여러분은 항상 똑같이 대답할지도 모르겠습니다. 나도 다 아는 이야기를 한다면서 흘려들을지도 모르겠습니다. 주치의의 질문은 여러분이 자신을 돌아보고, 자신의 문제점을 발견하도록 돕습니다. 질문을 듣고 자신을 얼마나 돌아보느냐에 따라 똑같은 질문에도 다른 면을 발견하고, 다른 대답을 할 수 있습니다.

⊙ **주치의의 권고와 권유**는 여러분들이 회복할 때, 자신을 돌볼 때 꼭 해야 하는 것들이며, 그래서 반복적입니다. 다 아는 이야기이지만, 알기만 할 뿐 행동에 옮겨지지 않는 점들에 관해 이야기합니다. 정말로 내가 아는 이야기인가? 내가 그대로 행동하고 있는가? 자신에게 질문해 보세요.

등대는 다만 비춰줄 뿐입니다. 어두운 밤에 꺼지지 않는 희망입니다. 여러분의 배는 각자 자신의 책임하에 있습니다. 자신의 배가 난파선이 되어 망망대해에 머물러 있을지, 등대의 불빛을 따라 육지에 상륙할지는 여러분의 선택에 달려 있습니다.

※ 나는 주치의가 등대처럼 느껴지는가? 느껴진다면 이 등대의 불빛의 도움을 받으며 항해하고 있는가?

3-3 병동 간호사/보호사의 도움 받기

⊙ 병동 간호사, 보호사의 위상

치료에 있어서 의사가 가장 중요한 역할을 하는 것처럼 보일 수 있으나, 정신과의 특성상 입원 뒤에는 간호사, 보호사가 병동에서 환자분들과 함께 생활하면서 환자분들을 직접 돌보기에, 입원중독치료는 의사, 간호사, 보호사, 사회복지사 등 치료팀 전체에 의해서 이루어지는 것입니다.

⊙ 병동 간호사 및 보호사의 역할

그러면 간호사 및 보호사의 역할은 무엇일까요? 간호사 및 보호사는 단순한 돌봄 제공자가 아니라, 환자분들의 바로 옆에서 회복으로 가는 길을 함께 걸으며 같이 견뎌주고 중독에서 벗어나는 길을 안내하는 동반자입니다. 작은 변화가 쌓여 삶을 되찾을 수 있도록 어머니처럼 지속적인 관심을 보여주는 옹호자의 역할을 하는 것입니다. 구체적인 역할을 살펴보면 다음과 같습니다.

1. 신체적 간호 : ①신체 상태 평가, ②영양 상태 점검, ③약물 관리, ④규칙적인 운동 및 생활 습관 개선 지도, ⑤주기적인 건강 점검
2. 정신적 돌봄 및 중독치료 중재 : ①입원 초 중독센터 생활 안내를 통해 병동 오리엔테이션 제공 및 중독치료 프로그램 참여의 중요성 교육, ②환자의 감정 기복의 이해 및 공감, ③불안과 우울 증상 관리, ④재발 방지를 위한 동기 부여, ⑤중독치료법 교육, ⑥병동의 치료적 환경 조성 및 유지를 위한 중재
3. 가족 및 사회적 지원 연계 : ①가족 교육을 통해 환자에 대한 가족들의 이해도 증진, ②지역사회 연계(AA 모임, 상담센터 등) 및 퇴원 후 지원 체계 구축

⊙ 병동 직원에게 도움받는 자세

이렇게 병동 직원은 환자분들과 함께 생활하면서 환자분들을 최전선에서 돕

는 분들이기에, 다음과 같은 자세로 도움을 받으시기 바랍니다.

1. 병동 간호사/보호사가 의사가 아니기에 일부 환자분은 간호사/보호사를 무례하게 대하는 경우가 있으나, 환자분들을 최전선에서 돕는 분들이야말로 간호사/보호사입니다. 이분들의 사심 없는 권고를 잘 받아들이시기 바랍니다.
2. 간호사/보호사는 사실상 병동 가족입니다. 인사도 하시고, 농담도 하시고, 말도 건네고, 먹을 것도 나누는 등 친하게 지내시기 바랍니다.
3. 병동에서 같이 생활하다 보면 소소한 것으로 간호사/보호사와 의견 충돌이 생기기 마련입니다. 이런 의견 충돌을 오히려 환자분들의 대인 관계 수준을 개선할 기회로 삼아, 원만하게 해결할 수 있도록 노력하시기 바랍니다. 간호사/보호사와 원만하게 지내지 못하면서 퇴원하여 다른 사람들과 원만하게 지내는 것이 가능할까요?

병동 직원은 환자분들의 회복을 진심으로 바라고 있습니다. 회복을 향하여 함께 나아가시기를 바랍니다.

※ 병동 직원들과 친밀하게 지내시나요? 만일 병동 직원들과의 관계가 껄끄럽다면 그 이유는 무엇인가요? 친밀한 관계를 유지하기 위하여 어떤 노력을 하고 계시나요?

3-4 동료 환자의 도움 받기

입원치료라 하면 의료진의 도움으로 치료를 받는다고 생각할 수 있습니다. 그러나 중독의 회복에 있어서는 동료 환자의 도움이 매우 중요합니다. 입원 환자가 회복에 도움받을 수 있는 동료 환자를 다음과 같이 생각해 볼 수 있습니다.

1. 단주 생각이 없는 환자

병동에는 단주를 하려는 환자만이 아니라 단주를 하지 않으려는 환자도 있습니다. "선과 악이 모두 나의 스승이다"라는 말이 있습니다. 단주를 하지 않으려는 환자들을 통해서도 배울 거리가 있습니다. 왜 저들은 단주를 하지 않으려고 할까? 나도 시간이 지나면 저렇게 될까? 어떻게 하면 저렇게 단주를 포기하게 될까? 등등.

이 외에도 병동 생활을 성실하게 하지 않는 환자들을 보면서 저렇게 살면 안 되겠다는 것을 배울 수 있습니다.

2. 단주를 준비하는 환자

입원 환자 중에는 진심으로 단주를 하고자 애쓰는 환자가 있습니다. 이런 환자들을 동지 삼아 함께 단주를 향해 나아갈 수 있습니다. 서로 격려하여 12단계 프로그램도 참석하고, AA도 참석하고, 서로 음주하지 말자고 격려해 줄 수 있습니다.

그리고 병동 생활을 성실하게 하는 환자분들도 있습니다. 이분들을 보면서 자신의 일상생활을 건강하게 바꾸어 나갈 수 있습니다.

3. 단주를 유지하고 있는 환자

마지막으로 도움을 받을 수 있는 환자는 단주를 유지하고 있는 환자입니다. 물론 이 환자들은 병동에 있지 않습니다. 단주를 유지하고 있으니 병원 밖에서 생활하고 있겠지요. 바로 AA의 회복자입니다. 이분들은 의사 이상으로 입원 환자의 마음을 잘 압니다. 왜냐하면 본인들이 병원 입원을 수없이 해 보았고, 중독을 부정하기도 했고, 치료를 거부하기도 했고, AA를 욕하기도 하는 등 지금 병원에 입원해 있는 환자들의 생각과 경험을 그대로 거치다가 단주에 성공했기 때문입니다.

회복자분들은 단주의 길을 정확히 알고 있습니다. 스스로 회복의 길을 걸어 봤으니까요. 의사를 따르기보다는 회복자를 따르는 것이 더 빠른 회복의 길이라고도 말할 수 있으므로, 회복자를 단주의 스승으로 삼는 것은 매우 현명한 선택입니다.

※ 본받지 말아야겠다는 생각이 드는 입원 환자가 있으시나요? 어떤 점을 본받지 말아야겠다고 생각하시나요?

※ 본받아야겠다는 생각이 드는 입원 환자가 있으시나요? 어떤 점을 본받아야겠다고 생각하시나요?

※ 단주를 유지하고 있는 환자 중 후원자로 삼고 있는 분이 있으시나요? 회복자를 후원자로 삼고 싶으시나요?

3-5 회복일지 쓰기

병원에 따라 중독치료를 위하여 '회복일지'의 기록을 권하거나 의무화하는 경우가 있습니다.

⊙ 환자분들은 **어떤 형식으로 회복일지를 기록**하고 있을까요?

①'84일간의 회복여행일지'나 '12단계 회복일지' 등 병원에서 권하는 일지에 기록하거나, ②대학노트에 불경이나 《매일의 명상》을 필사하는 경우 등이 있습니다. ③12년 전에는 회복일지에 꼼꼼히 기록했는데, 쓸 칸이 부족하여 대학노트에 쓰게 되었다는 분도 계십니다.

⊙ **회복일지의 기록**에 대해 환자분들은 다음과 같이 말합니다.

①인생의 기록이다. ②지난 10년 이상 쓴 것을 다 가지고 있다. ③일지는 오랜 기간 잊고 지냈다. ④생각을 글로 쓴다는 것이 오랜만이다. 마음에 적는다는 생각이다. ⑤중독 책은 교과서이고 일지는 심화 학습이다.

⊙ **회복일지의 유익**에 대해 환자분들은 다음과 같이 말합니다.

①단약에 도움이 되는지는 모르겠으나 자아 성찰이 된다. ②단주 책의 명구를 옮겨 적으니 새롭게 느껴진다. ③명언을 옮겨 적으니 좋다. ④기록이 되니 자신을 돌아보게 된다. ⑤필사하니 새로워지는 느낌이다. ⑥일지의 틀대로 쓰게 되면 하루를 어떻게 보낼 것인가를 계획하게 된다. ⑦감사하고 반성하게 되며 회복되는 느낌이다. ⑧과거, 현재, 미래를 생각하게 되고, 나의 장단점과 감정을 보게 된다. ⑨필체가 나빴는데, 일지를 계속 쓰니 필체가 좋아졌다.

⊙ 환자분들 모두가 회복일지를 지속적으로 쓰는 것은 아닙니다. **기록을 중단한 이유**로 환자분들은 이렇게 말합니다.

①처음에는 꼼꼼히 썼으나 퇴원 뒤엣것이 고민이 되니 생각이 갑갑해져 열심히 안 쓰게 되었다. ②일지는 마음의 소리에 귀를 기울이는 것인데, 지금 눈밀고 귀먹어 마음의 소리가 안 들려 열심히 안 쓰고 있다.

⊙ 환자분들은 **회복일지를 이런 자세로 기록**하고 있습니다.

①일지를 꾸준히 써야겠다. ②간절하게 써야겠다. ③정직, 성실하게 써야겠다. ④마음을 담아 써야겠다. ⑤단주에 도움이 되는 방향으로 기록해야겠다.

회복일지는 중독 생활로 무질서해진 삶을 구조화시키는 중독치료의 견인차입니다. 십분 활용하시기를 바랍니다.

※ 회복일지를 써 보았던 분들에게 묻습니다. 회복일지가 당신의 회복에 도움이 되나요? 된다면 어떤 도움이 되나요?

※ 회복일지를 병원에서 권한 것에 쓰지 않는 경우가 있습니다. 그 이유는 무엇인가요?

3-6 일지 쓰기 전략

⊙ **일지는 다음과 같은 장점**이 있습니다.

1. **일지는 자기 검토의 도구입니다** : 단지 일과를 시간 순서대로 나열해 보기만 해도 그날의 일을 돌이켜보고 고민하고 반성할 것이 생깁니다.
2. **일지는 글쓰기로서의 장점이 있습니다** : ①자신의 능력에 대한 믿음이 높아집니다. 글을 쓰려면 논리적, 비판적으로 써야 하므로 의사소통 능력이 향상됩니다. ②자신에 대한 긍정적인 정서가 계발됩니다. 자기 성찰의 수준이 높아지기 때문입니다. ③새로운 관심사가 생깁니다. 익숙한 상황을 낯설게 바라보고, 새로운 질문을 만들어내기 때문입니다. ④쓰면 쓸수록 자신이 변하는 것을 느낍니다. 지금은 무슨 의미인지 모르는 작은 점(경험)이 연결되고 확장되는 것을 느낄 수 있습니다.
3. **일지는 과거를 재구성**하고 **미래의 희망**을 고취합니다. 처음에는 자기연민에 빠져 있더라도, 글을 쓰다 보면 환경과 주변을 이해하는 방향으로 확장됩니다.

⊙ 매일 일기를 쓰는 것이 중요합니다. 그러나 매일 같은 형식으로 인해 지겹고 새로운 자극이 필요하다면 다음과 같이 **변형된 일기**를 시도해 볼 수 있습니다.

1. **감정을 쏟아내기**(Emotion Dump) : 자신 안에 뭉쳐있는 감정을 종이 (혹은 컴퓨터 자판) 위에 쏟아내는 것으로 감정을 정화할 수 있습니다.
2. **차트와 도표 활용** : 관계도, 시간 흐름에 따른 변화 차트, 그림 등으로 적는 것입니다.
3. **편지 쓰기** : 대상을 정하고 하고 싶은 이야기를 쓰는 일기입니다.

4. '어찌할 수 없는 것'과 '어찌할 수 있는 것' 구분하기

어찌할 수 없는 것	내가 어느 정도의 영향을 줄 수는 있지만 어찌할 수 없는 것	어찌할 수 있는 것

5. **상상해서 써 보기** : 지금과 달랐다면 어떠할지 상상하며 써 보는 것입니다. 중요한 것은 상상의 끝까지 가보는 것입니다. '왕자와 공주가 결혼해서 행복하게 살았습니다' 다음에 '결혼해서 부부 싸움을 하고, 아이를 낳고 기르고 등등'까지 생각해 보는 것을 말합니다.

6. **감사 일기** : 감사 일기는 따뜻한 감정을 느끼게 해주고 불안과 긴장을 줄입니다. 처음에는 과거에 겪은 일에 감사하겠지만, 감사 일기가 쌓이면 '그간 이렇게 감사할 것이 많았으니 앞으로도 감사할 일이 반드시 계속 생긴다'는 믿음과 희망이 생깁니다. 무엇을 감사해야 할지 모르겠다면, 아래의 〈감사 사분면〉을 활용해 보십시오.

나에 대해 감사한 것	주변 사람들에 대해 감사한 것
주어진 환경에 대해 감사한 것	내가 겪은 경험에 대해 감사한 것

※ 당신은 스스로에 대해 허심탄회하게 글을 써본 적이 있나요?

3-7 중독 서적 읽기

⊙ **중독 서적을 읽어야 하는 이유는 무엇일까요?** 중독치료에 실패하는 이유 중의 하나는 "중독치료법을 모른다"라는 데에 있습니다. 환자뿐만이 아니라 치료자도 중독치료법을 잘 몰라 중독치료를 제대로 하지 못하게 됩니다. 그래서 환자나 치료자 모두 중독에 대해서 끊임없이 공부해야 하며, 중독에 대해서 공부하는 방법의 하나는 중독 서적을 읽는 것입니다.

⊙ **중독 서적 독서의 효과**는 다음과 같습니다.

1. 중독치료에 대한 정보를 얻을 수 있습니다.
2. 저자를 친구나 스승처럼 교제할 수 있습니다.
3. 책을 읽는 시간 동안 중독 행위를 하지 않게 됩니다.
4. 마음이 안정됩니다.
5. 최종적으로 중독치료의 성공에 이르게 됩니다.

⊙ **중독 서적 독서의 방법**은 다음과 같습니다.

1. 1일 1~2시간을 투자하면 1주일에 1권을 읽을 수 있습니다.
2. 매주 1권을 읽으십시오. 3개월간 입원하신다면 12권을 읽으십시오.
3. 1~2시간 집중해서 책을 읽을 수 있는 일정한 시간을 확보하십시오.
4. 정독하십시오. 생사가 달린 독서이므로 소설처럼 읽으면 안 됩니다.
5. 독서록을 만들어 중요한 구절을 메모하십시오. 회복일지에 메모하셔도 됩니다.
6. 중독 서적 독서의 목적은 "중독치료의 성공"입니다. 얻은 정보를 실천하십시오.

⊙ 중독 서적으로서 추천할 만한 책으로

①『84일간의 회복여행일지』, ②『중독치료의 핵심 80제 워크북』, ③『회복에 이르는 길』(이상 하나의학사 발행), ④『익명의 알코올중독자들』, ⑤『온전한 생활, ⑥『12단계와 12전통』, ⑦『매일의 명상』, ⑧『마음의 언어』(AA 월간지), ⑨『애즈빌 시즈 잇』(이상 AA 발행), ⑩『어쩌다 도박』, ⑪『SMARPP-24 물질사용장애 치료 프로그램』, ⑫『벌거벗은 마음』(학지사), ⑬『도파민네이션』, ⑭『중독이 나를 힘들게 할 때』 등이 있습니다.

눈에 불을 켜고 중독 서적을 연구하여 단주에 성공한 환자가 많습니다. 중독 병동은 단주 학교입니다. 단주에 대해 공부하는 곳입니다. 중독 서적 독서를 통하여 단주, 단약, 단도박에 이르시기를 바랍니다.

※ 당신은 매일 읽을 중독 서적으로 어떤 책을 선택하셨나요? 그리고 몇 시에 얼마 동안 이 책을 읽으시나요?

3-8 AA 참석하기

⊙ **AA의 본질 = 모임**

AA는 1935년 알코올중독자 빌과 밥 박사가 시작한 '알코올중독자의 회복을 위한' 모임입니다. 중독에서 벗어나려면 왜 모여야 할까요? 중독은 고립의 병이기 때문입니다. 처음에는 즐겁게 모이자고 술을 마셨는데 나중에는 음주 사실을 주변에 숨기고, 혼자 방문을 걸어 잠그고 마시게 되는 병입니다. 따라서 **중독에서 벗어나려면 반드시 주변과 연결되어야 합니다.** 처음에는 도움의 손을 잡아야 하고, 나 자신과 주변과의 관계가 회복되어야 하며, 나중에는 초월자, 우주, 자연의 섭리와 연결되어야 합니다.

⊙ **AA에서 하는 일이 치료적으로 효과가 있는 이유**는 무엇일까요?

1. **나의 이야기를 함**으로써 내 안에 엉켜 있던 것이 정리됩니다.
2. **나의 이야기를 나 자신이 듣고**, 변화를 향한 강력한 메시지를 자신에게 전달합니다.
3. **나의 이야기를 듣는 사람을 만나고** 공감과 이해를 받습니다.
4. **남의 이야기를 들음으로써** 나의 내면을 살필 수 있습니다.
5. 남의 이야기를 통해 **문제 해결 방식을 배울** 수 있습니다.
6. **경청하는 법을 배우고** 집중력과 공감 능력이 배양됩니다.
7. 문제를 정의함으로써 **해결하려는 마음을 다지게** 됩니다.
8. **회복을 돕는 환경**을 만나게 됩니다.
9. **단지 그 시간 그 자리에 앉아 있기만 해도** 일단 그 시간 술을 마시지 않을 수 있고, 자신을 돌아보는 데 도움이 됩니다.

⊙ **AA에서 단주에 성공하는 이유**는 다음과 같습니다.

1. **술을 끊어야 할 이유**를 계속 찾게 도와줍니다.
2. 나와 비슷한 어려움을 가진 사람을 만남으로써, 이런 어려움을 가진 사람은 나만이 아니라는 것을 알게 해주고 **고립에서 벗어나게 합니다**.
3. 술을 끊는 것을 도와주는 사람을 만나 **실질적인 도움**을 받을 수 있습니다. 이들은 술을 끊는 기술을 가르쳐주고 실천하게 도와줍니다.

⊙ **AA에 대해 반드시 기억할 것**은 다음과 같습니다.

1. 사람들이 모이는 곳입니다. 즉, 좋은 일도, 나쁜 일도 벌어진다는 의미입니다. 모임에 참석할 때는 **현명한 의도와 판단이 필요**합니다.
2. **AA 모임은 자기 이야기를 하는** 곳입니다. 남의 이야기에 토를 다는 데에 에너지를 쓰지 말고 자신을 돌아보고 성장하는 데에 집중해야 합니다.
3. 모임마다 성격이 다양합니다. 이 모임이 나와 안 맞는다고 AA가 나와 안 맞는 것은 아닙니다. **나에게 맞는 모임을 찾을 때까지 포기하지 말아야** 합니다.
4. **단주 성공률이 매우 높습**니다. 병원에서 해내지 못한 일을 AA는 해냅니다.

✳ 당신은 어느 AA에 참석 중인가요? 혹은 참석하려고 계획 중인가요?

3-9 종교 활동 하기

⊙ 많은 분들이 종교 활동을 하고 있습니다. **종교에 대해** 환자분들은 다음과 같이 말합니다.

①세상을 운영하는 뭔가가 있다. ②신이 있으면 감사하게 된다. ③자꾸 재발하니 언젠가 신앙을 가져볼까 한다. ④종교를 갖는 것이 도움이 된다. ⑤경전대로의 실천이 어렵다. ⑥종교에는 의미와 상징성이 있다. ⑦어려울 때 하나님께 기도한다.

⊙ 그러면 종교는 우리의 삶에 도움이 될까요? **종교 활동의 유익**에 대하여 환자분들은 다음과 같이 말합니다.

①초월적 세계에 들어간다. ②마음이 편해진다. ③괴로움, 외로움을 없애준다. 의지할 수 있다. ④말씀을 통해 깨달음에 이르게 된다. ⑤인간의 불완전성을 보완해 준다. ⑥종교가 있으면 사후 보험에 드는 것이다. ⑦생활에 도움이 된다. ⑧실존적 질문에 답을 준다. ⑨삶의 방식에 지혜를 준다. ⑩종교 활동을 하니 하루가 금방 간다.

⊙ **종교 활동은 중독치료에 다음과 같은 도움**이 됩니다.

①AA의 '위대한 힘'을 만날 수 있다. ②종교 활동 시간에 중독 행위를 하지 않게 된다. ③외로운 중독자들이 교제를 하여 사람들과 어울릴 수 있게 된다. ④중독으로 인하여 손상된 지적 기능이 경전 학습을 통하여 개선될 수 있다. ⑤완전한 단주/단약/단도박에 이르게 된다.

⊙ 그러면 **어떻게 종교 활동을 할 수 있을까**요? 환자분들은 이렇게 말합니다.

①매일 일정한 시간에 기도한다. ②저녁에 염불, 명상을 한다. ③관세음보살을 한 시간 동안 외운다. 처음에는 10분 하는 것도 어려웠으나 훈련이 되니 지금

은 한 시간도 할 수 있게 되었다. ④유튜브를 통하여 종교 관련 메시지를 듣고 있다. ⑤나는 교회에 다니지는 않으나 매일 성경을 묵상하고 필사한다. ⑥정기적으로 법회/예배/미사에 참석한다. ⑦종교 활동을 계속하여 습관이 되니 이제는 안 하면 이상하다.

종교 활동을 통하여 완전한 단주/단약/단도박에 이른 경우가 많습니다. 내가 종교 의식을 지키는 것이 아니라, 종교가 나를 지켜주는 것입니다. 중독치료의 도우미로서 종교 활동도 진지하게 고려해 보시기 바랍니다.

※종교 활동이란 꼭 종교 집회에 가는 것만을 의미하는 것은 아닙니다. 경전을 읽거나 기도를 하는 것도 종교 활동입니다. 당신은 종교 활동에 대해 어떻게 생각하시나요?

※당신은 종교 활동을 하고 계시나요, 안 하고 계시나요? 그 이유는 무엇인가요?

전략 4

치료 목표

✳

전략 4는 치료 목표입니다.

전략 2의 '현실 직시'에서 내가 중독자임을 인지하고, 전략 3의 '치료 자원'의 도움을 받으면서, 내가 어디로 향해야 할 것인지를 즉 '치료 목표'를 정하게 됩니다. 이것이 전략 4가 되는 것입니다.

전략 4에서는 다음과 같은 내용을 다룹니다.

①내가 왜 중독치료를 하려고 하나라는 매우 근본적인 질문부터 시작하여,

②단주할 것인가, 단주를 포기하고 병원에서 살 것인가를 고민하게 하였고,

③진정으로 단주를 목표로 하고 있는지를 생각해 보게 하였고,

④적어도 입원 중에는 외출 음주를 하지 말자는 생각을 하게 하였고,

⑤단주 선언문을 아침마다 외우게 하였고,

⑥단주뿐만이 아니라 '신체 건강의 회복'도 목표로 삼아야 함을 강조하였고,

⑦무엇이 달성되면 퇴원할 것인지 '퇴원 기준'을 정하게 하였고,

⑧끝으로 언제 퇴원할 것인지 '퇴원일'을 정하게 하였습니다.

4-1 중독치료 이유를 생각하기

⊙ 여러분은 어떤 이유로 중독에서 벗어나야겠다고 생각했나요? **치료를 받고자 하는 이유**는 다양합니다. ①걷는 게 힘들어지고 몸이 너무 안 좋아지는 등 건강이 좋지 않아서, ②이렇게 술을 마시다가는 죽겠다 싶어서, ③중독으로 인해 나의 삶이 파괴되고, 음주를 그만두고 싶지만 그만둘 수 없어서, ④가족들과 자꾸 문제가 생기기에, ⑤가족이나 주변 사람들이 치료를 권유하기에, ⑥치료를 받으면 무언가를 해주겠다는 이야기를 듣고, ⑦법적인 문제가 생겨 벌을 경감받기 위하여 등등.

⊙ 치료를 받을 이유가 있다고 하여 치료를 결심하는 것은 아닙니다. **치료를 결심하는 이유**는 내적인 동기와 외적인 동기로 구분해서 생각해 볼 수 있습니다.

- 내적 동기는 자신의 내면에서 우러나온 이유로, 자기 자신을 위한 자신의 결정입니다.
- 외적 동기는 외부적인 환경이나 상황에 의한 것입니다.

내적 동기가 장기적인 회복에 더 효과적입니다. 상황에 의해 마지못해 치료를 받는 것(외적 동기)과 내가 원해서 치료를 받는 것(내적 동기)에는 현저한 차이가 있습니다. 내가 치료받고자 하는 이유가 무엇인지 돌아보는 것은 매우 중요합니다. 치료받고자 하는 이유가 처음에는 가족의 권유 같은 외적인 동기였다 하더라도, 치료를 받으면서 점차 자신을 위한 결정을 내리는 등 내적인 동기로 변할 수 있습니다. 회복 단계에 따라 동기가 변화할 수 있으며, 치료 과정에서 다른 치료 동기를 발견하게 되기도 합니다.

⊙ **치료의 이유에 따라 치료의 목표가 달라질 것**입니다. 자기 자신을 위하여 치료를 결심했다 하더라도, 단순히 건강이 좋지 않기 때문에 어쩔 수 없이 단주를

하려는 것과 중독에서 벗어나 나의 삶의 자유와 의미를 되찾기 위해 치료를 받으려고 하는 것에는 큰 차이가 있습니다. 단순히 술을 끊는 것에서 한발 더 나아가 자기 삶의 주체성을 회복하고, 자기 자신을 존중할 줄 아는 사람이 될 수 있기 때문입니다.

정신과 의사이자 분석심리학을 창시한 카를 구스타프 융은 "'알코올 갈망'이 낮은 수준이기는 하나, '전체성 wholeness'에 대한 우리 존재의 '영적 갈망'과 동등한 것일 수 있다"고 했습니다. 여러분들의 알코올에 대한 갈망은 삶의 변화를 향한 강력한 갈망과 동일한 것일 수 있다는 말입니다.

여러분의 중독이 단순히 물질만을 갈망하는 것이 아닌 깊은 수준의 영적, 정신적 갈망일 수 있습니다. 내가 중독치료를 받기로 결심한 근본적인 이유를 생각해 봅시다.

※ 내가 정말 술을 끊고 싶은 이유는 무엇인가? 변화하고 싶은 이유는 무엇인가? 나는 1년 후, 5년 후, 10년 후 어떤 모습으로 지내기를 바라는가?

4-2 나는 재활팀인가 거주팀인가?

⊙ **입원의 사전적 의미**는 다음과 같습니다.

- 입원(入院) : 환자가 병을 고치기 위하여 일정한 기간 병원에 들어가 머무는 것.

⊙ 여러분은 '병을 고치기 위해' '일정한 기간' 병원에 머물고 계시나요? 아니면 병원을 '집처럼' 이용하고 계시나요? 입원 목적에 따라 **입원 환자는 두 군**으로 나뉩니다.

1. **재활팀(원외 단주팀)** : 여기에 속하는 환자들은 위에서 언급한 입원의 사전적 의미를 만족시키는 환자들입니다. 퇴원 후의 단주를 위한 목적으로 입원치료를 받는 분들입니다.
2. **거주팀(원내 단주팀)** : 모든 환자가 퇴원 뒤의 단주를 유지할 수 있는 것은 아닙니다. 입원 환경에서만 단주를 유지할 수밖에 없는 환자들이 있습니다. 거주팀이 된 데에는 다양한 이유가 있습니다. ①어떤 환자들은 신체적 이유로 병원 외부에서의 단주생활을 유지하지 못합니다. 가령 알코올로 인해 뇌세포가 많이 파괴된 환자들은 충동을 제어하는 뇌 기능과 기억력 등의 인지 기능이 저하되어 독립적이고 일상적인 생활이 불가합니다. ②나이가 너무 많거나 가족들이나 다른 지지 체계가 없어 독립적으로 생활할 수 없는 상황일 수도 있습니다. ③반복적으로 퇴원하여 음주를 조절할 수 없음을 깨닫고, 병원에서 장기간 입원하는 것을 대안으로 삼은 환자들도 있습니다. 『도파민 디톡스』의 저자는 자신의 통제력의 한계를 인식하고 미리 자신을 묶어 두는 것을 '자기 구속'이라고 했는데, 어떤 환자들은 '자기 구속'의 목적으로 입원을 유지하기도 합니다.

⊙ 현실적인 이유와 건강상의 이유 등으로 재활팀이 거주팀이 될 수도 있고, 거주팀이 어느 순간 재활팀이 될 수도 있습니다. 그리고 두 팀은 서로를 비난하거나 경계할 수도 있고, 서로의 회복을 위해 서로를 도울 수도 있습니다. 다음과 같이 **재활팀과 거주팀은 서로를 도울 수 있습니다.**

1. **거주팀을 위한 재활팀의 역할** : 재활팀이 자신의 회복에 전념하면, 이것이 거주팀에게 용기와 자극이 될 수 있습니다.
2. **재활팀을 위한 거주팀의 역할** : 거주팀이 성실하게 프로그램에 참석함으로써 치료와 회복을 도모하는 분위기를 형성하여 재활팀을 지지할 수 있습니다. 이를 통해 거주팀도 스스로를 다잡고 재활을 시도할 기회를 얻을 수 있습니다. 또한 거주팀은 오랜 입원으로 인한 무력감이나 의존성을 줄이기 위해서라도 산책, 운동, 명상 등의 프로그램에 적극적으로 참여해야 합니다.

자신의 삶을 회복하기 위한 시도는 성공과 실패를 떠나 언제나 가치 있는 일입니다. 그리고 이러한 모습은 타인에게도 막대한 영향을 끼칩니다.

※ 나는 재활팀인가 거주팀인가? 그 이유는 무엇인가?

4-3 단중독을 목표로 하기

⊙ 어떤 환자는 퇴원하는 날부터 음주를 하고, 어떤 환자는 퇴원 후 일정 기간이 지나야 음주를 합니다. 그 차이는 무엇일까요? 전자는 **음주를 계획**하고 퇴원했기에 음주한 것이고(의도 음주), 후자는 단주를 계획했으나 **음주 갈망 관리법이 미숙**하여 음주한 것입니다(갈망 음주).

⊙ 어떻게 입원한 사람이 음주할 생각을 가지고 퇴원할 수 있겠느냐고 반문할 수 있으나, 그것은 **애초에 단주를 목표로 입원하지 않았기** 때문입니다.

⊙ 어떻게 중독병동에 입원한 사람이 단주를 목표로 하지 않을 수 있겠느냐고 반문할 수 있으나, 모든 사람이 꼭 단주를 목표로 입원하는 것은 아닙니다. 다음과 같이 **단주 외의 것을 목표나 이유로 입원**하는 경우도 있습니다.

1. 과음으로 인하여 몸이 안 좋아져 건강을 회복하고자 하는 입원.
2. 스트레스가 많아 자꾸 음주하니 마음을 진정시키기 위한 입원.
3. 단주할 생각은 없으나 자꾸 음주하니 일단 격리라도 하고 보자 하는 입원.
4. 가족들의 입원 성화에 마지못해서 하는 입원.
5. 중독 문제(마약 사용, 주취 폭력 등)로 발생한 재판을 유리하게 하고자 하는 입원.
6. 외롭고 밥해 먹기가 힘들고 하여 집처럼 지내고자 하는 입원.
7. 주취 폭력, 치매, 행방불명 등으로 사회에서 정상적인 일상생활이 불가하기에 격리 목적으로 하는 입원 등.

⊙ 이렇게 **단주를 목표로 삼지 않거나 단주를 포기하게 되는 대표적인 이유**는

1. 중독에 대한 이해 부족.

2. 음주를 포기하지 못하는 마음.

3. 반복된 단주 실패로 인한 좌절.

4. 수십 년에 걸친 중독과의 투병 끝에 나이가 너무 들어버림 등이 있습니다.

"왜 사는지를 알면, 어떻게든 살아 나간다"고 철학자 니체가 말했듯이, **단주의 이유가 분명하다면, 어떻게든 단주할 수 있습니다.** 단주할 이유가 없으면 단주를 목표로 하지 않게 되고, 단주를 목표로 하지 않으면 단주의 방법을 찾지 않게 되고, 단주의 방법을 모르면 단주가 안 됩니다. **중독치료는 포기하지 않으면 100% 성공합니다.** 본인의 인생에 가장 도움이 되는 입원치료의 목표를 세워 보시기 바랍니다.

※ 당신의 입원치료 목표는 무엇인가요?

4-4 외출 음주 안 하기

환자끼리의 대화입니다. "외출 나가자마자 한 잔 마시고, 사우나에서 땀을 빼면, 귀원 시 음주 측정에 안 걸려." 이것이 중독치료 병원에 입원한 환자끼리 나눌 수 있는 대화인가요?

⊙ **외출 음주는** 본인뿐만이 아니라, 다음과 같이 **병동에 악영향**을 미칩니다.

1. 열심히 단주하려는 사람들의 의욕을 꺾고, 조기 퇴원하게 만듭니다.
2. 음주 귀원에 대한 제제가 크지 않고 음주 귀원이 흔하다 보니, 외출 음주가 큰 문제가 아니라는 의식이 병동에 만연하여, 단주하기 위하여 입원하는 것이 아니라 여관에서처럼 지내면서 걸리지 않을 정도로 외출 음주하자는 생각으로 입원하는 사람들을 양산하게 됩니다.
3. 치료자와 가족에게 치료에 대한 좌절감과 환자에 대한 배신감을 불러일으키고, 심한 경우 치료자가 치료를 포기하게 됩니다.
4. 특히 외출 미(未)귀원의 경우, 치료자나 가족을 매우 불안하게 만듭니다.

⊙ **외출 음주의 원인**으로 다음과 같은 것들을 생각해 볼 수 있습니다.

1. 음주에 대한 미련을 버리지 못했기 때문입니다.
2. 단주를 포기했기 때문입니다. 단주를 포기했으니 음주할 목적으로 외출하고, 어떻게 하면 음주 측정에 걸리지 않을까를 연구하게 됩니다.
3. 외출 음주가 병동의 치료적 분위기를 훼손한다는 것을 생각할 정도의 배려심이 없기 때문입니다.
4. 단주를 하고 싶으나, 아직 음주 갈망 대처 능력이 미비하기 때문입니다.

⊙ **외출 음주를 예방**하기 위해서는

1. 외출의 목적을 분명히 알고, 목적이 달성되면 즉시 귀원해야 합니다.
2. 음주할 목적으로 외출해서는 안 됩니다.
3. 음주하지 않을 자신이 없으면 외출하지 말아야 합니다.
4. '단포자(단주를 포기한 자)'가 아닌 '단주 열망자'가 되어야 합니다.
5. 평소에 갈망 관리법을 숙지하고 있어야 합니다.

적어도 입원 중에서만큼은 외출 음주를 선택하지 않으시기를 바랍니다.

※ 마음만 먹으면 얼마든지 외출 음주를 할 수 있습니다. 산책 시간, 종일 외출 등 음주하고 깨고서 귀원할 기회가 많기 때문입니다. 당신은 외출 음주에 대해서 어떻게 생각하나요?

4-5 단주 확신하기

⊙ 남들이 다 안 된다고 했을 때, 정주영 현대그룹 회장은 말했습니다. "해 봤어?" 될 것이라는 **믿음이 있으면 그 방향으로 행동**하게 되어 있기 때문에 정주영 회장은 해낸 것입니다. 병동의 환자가 단주할 가능성은 30% 이하입니다. 그런데 누가 단주에 성공할지는 아무도 모르기에, 누구도 포기해서는 안 됩니다. 단주를 믿는 자가 단주 성공자가 될 것입니다.

⊙ 환자분들은 **단주에 대한 믿음**을 다음과 같은 근거와 방법을 가지고 말하였습니다.

1. 나는 단주가 될 것으로 믿는다. 많은 실패를 했지만, 실패를 통해서 대비책을 발견해 나가고 있기 때문이다.
2. 잉크병에 물 한 방울을 넣으면 잉크색이 바뀌지 않는다. 그러나 물을 계속 넣으면 잉크병이 투명하게 된다. 계속 노력하면 단주가 될 것이다.
3. 단주할 자신은 없다. 그러나 탁한 기운을 빼내면 희망이 생길 것이다. 이제는 부처님만 믿을 것이 아니라 단주도 믿어야겠다.
4. 단주 목표 + 단주 결심 + 단주 믿음 + 단주 노력 = 단주 성공이다.
5. 내 안의 참 나 + AA + 후원자 + 지역사회 중독센터 + 한 잔 안 마시겠다는 결심 + 하루 단주 + 단주 밴드 + 간절함 = 단주 성공.
6. 술의 폐해(술로 인한 성격의 변화, 술의 위험성) 인식 + 단주 이유(가정을 위해, 사회봉사를 위해) + 신앙 = 단주 성공.
7. 단주 목표보다 단주 노력이 훨씬 더 중요하다.
8. 절실함이 있으면 단주가 될 수 있다.
9. 단주 너머 사회 복귀 시의 온전한 생활을 상기하면 단주에 이를 것이다.

10. 단주 확신은 못 하겠으나 음주의 폐해를 알기에 벗어나려고 노력하겠다.
11. 아버지께서 40년간 폭음하다가 심근 경색에 걸려 단주하셨다. 나도 단주할 수 있다고 생각한다.

단주가 안 되는 이유 중 하나는 단주 믿음이 없기 때문입니다. 어떤 필로폰 환자가 제게 물었습니다. 단약을 시켜본 적이 있으세요? 제가 답했습니다. 단약한 사람이 없다면 제가 이 일을 왜 합니까? 중독치료는 가능합니다.

※ 당신은 중독에서 벗어날 수 있을 것이라고 믿습니까? 믿든 안 믿든 그 근거는 무엇인가요?

4-6 단중독 다짐문 외우기

⊙ 단주는 단주 열망이 있어야 가능합니다. 기상 직후 무엇을 생각하느냐에 따라 하루의 방향이 결정됩니다. 따라서 **단주 열망을 단주 선언문(단중독 다짐문)으로 만들어** 아침마다 외운다면, 단주 선언문대로 생각이 바뀔 것이고, 바뀐 생각대로 단주 행동을 하게 될 것입니다.

⊙ 환자분들은 다음과 같이 **단주 선언문의 예**를 만들었습니다.

1. 나는 술의 노예에서 벗어나 내 인생의 주인이 되어 행복하게 살겠다. 오늘도 좋은 하루!!
2. 단주의 의지를 확고히 다짐하며, 신의 도움을 받아 오늘도 단주 의지를 확고히 할 수 있는 방안을 신께 기도하며, 일과를 계획표대로 성실히 이행할 것을 다짐한다.
3. 나는 남과 비교하지 않을 것이며, 우울하거나 쓸쓸할 때 자기 연민과 음주에 빠지지 않도록 노력하겠다.
4. 항상 마음을 편안하게 하자. 오늘을 충심으로 살아가자. 오늘 하루를 이겨내자.
5. 적어도 오늘 하루만큼은 무슨 일이 있더라도 단주한다.
6. 나는 어떠한 유혹에도 굴하지 않고 많이 힘들어도 단주를 한다. 삶이 끝나는 날까지 단주를 계속할 것을 맹세한다.
7. 말뿐인 단주가 아니라 내 마음속에 자리 잡은 술에 대한 마음을 버리겠다. 나와 싸움이다. 싸움에서 이겨 단주하겠다.
8. 단주는 습관이다. 긍정적으로 생각을 바꾸어 단주 습관으로 바꾸겠다.
9. 필자도 아침마다 다음과 같은 중독치료 선언문을 외웁니다. “나는 죽어가는

중독 환자를 살리기 위하여 오늘도 출근한다."

◉ **단주 선언문의 효과 및 가치**에 대해 환자분들은 다음과 같이 기대합니다.

1. 자기 최면 효과가 있다.
2. 반복되는 다짐으로 무의식에 단주 생각이 각인된다.
3. 자기 주도로 생각이 바뀐다.
4. 하루 동안 술 생각을 안 하게 된다.
5. 하루 시작을 의미 있게 할 수 있다.
6. 하루가 알차게 된다.
7. 자기와의 약속이다.
8. 병원에서의 습관이 밖에서도 이어질 것이다.

단주 선언문을 만들어 아침 기상 직후 이를 외우시어, 단주를 목표로 하는 하루를 시작하시기 바랍니다.

※ 당신의 단주 선언문(단중독 다짐문)을 만들어 봅시다. 한 줄이 넘지 않게 만드는 것이 좋습니다.

4-7 신체 건강 회복하기

⊙ 입원치료 목표는 단중독 이전에 신체 건강의 회복이다.

무엇 때문에 당신은 입원해야겠다는 결심을 하셨나요? 중독 행위가 통제되지 않는다는 이유로 입원하기도 하지만, 대개의 경우는, 특히 알코올중독자의 경우는 술로 인해 몸이 망가졌기에 몸을 살리고자 입원했을 것입니다. 치료자의 입장에서는 몸을 망가지게 만든 원인이 술이므로 단주를 우선 목표로 설정하고 싶지만, 환자의 입장에서는 술로 인하여 망가진 몸을 회복하는 것이 더 시급하다는 말입니다. 그렇습니다. 단주는 다음 얘기고 우선 몸부터 살려야 합니다. 그래서 몸의 건강을 회복하는 것은 매우 중요한 입원치료 목표입니다.

⊙ 6대 신체 건강 악화 : 체중, 보행, 간 수치, 빈혈, 당뇨, 고혈압

그러면 몸의 건강이 어떻게 안 좋아졌을까요? ①음주하느라 체중이 빠져 있거나, ②주야로 음주하고 식사를 하지 않아 근육이 빠지고 체력이 떨어져 제대로 걷지 못하게 되거나, ③폭음으로 인하여 간 수치가 안 좋아지거나, ④제대로 식사하지 못해 빈혈이 와 있거나, ⑤약을 제대로 먹지 않아 당뇨나 ⑥고혈압이 악화되는 것이 흔한 예일 것입니다.

⊙ 신체 건강 회복의 3가지 핵심 방법 : 식사, 운동, 수면

이렇게 악화된 신체 건강을 회복하기 위해서 ①잘 먹고, ②잘 움직이고, ③잘 자는 것이 기본이 될 것입니다.

※ 신체 건강의 회복을 위하여 계획을 세워보세요.

※ 아래의 신체 건강 점검표를 정기적으로 기록해 봅시다.

날짜	체중	간 수치	빈혈 수치	공복 혈당	혈압

4-8 퇴원 기준 정하기

⊙ 골절이 생겨 정형외과에 입원하게 되면, 뼈가 붙는 것이 「입원치료 달성 목표」가 될 것이고, 뼈가 붙은 것이 「퇴원 기준」이 될 것입니다. 마찬가지로 중독으로 인하여 정신 건강, 신체 건강, 재정, 관계 등을 잃어 중독센터에 입원하게 되면, 이 문제들의 해결이 「입원치료 달성 목표」가 될 것이고, 이 달성 목표가 이루어진 상황을 「퇴원 기준」으로 삼아 퇴원하게 될 것입니다.

⊙ 그러면 우리의 **「퇴원 기준」**으로서 어떤 것이 있을까요? 환자분들과 필자의 의견은 다음과 같습니다.

1. [중독 영역]

①단주 의지가 확실해질 때(안 먹을 자신감이 생겼을 때).

②하루만 단주하자는 마음이 굳어졌을 때.

③입원 기간이 90일이 되었을 때. (습관은 반복입니다. 90일의 입원은 오래된 습관에서 벗어나는 90번의 연습을 하는 것과 같습니다. 하루에 1%씩 좋아진다면, 90일이면 약 2.45배 개선됩니다.)

④재발 요인을 제거했을 때.

⑤스트레스 시 조건 반사적으로 음주하던 것이 조건 반사적으로 단주 유지로 전환되었을 때.

⑥단주 기술(갈망 예방법, 갈망 대처법, 재발 대처법 등)이 체득되었을 때.

⑦퇴원 뒤 외래치료의 필요성을 결심하게 되었을 때.

⑧단주 서적을 10권 읽었을 때. ⑨AA를 4회 이상 다녔을 때.

2. [영성 영역]

⑩성경 필사가 끝났을 때.

3. [심리 영역]

⑪화가 나지 않는 등 심리적으로 안정될 때.

4. [습관 영역]

⑫조기 기상 습관이 형성되었을 때.

⑬규칙적인 생활이 습관화되었을 때.

5. [신체 영역]

⑭체중이 정상이 되었을 때. ⑮체력이 생겼을 때.

⑯수면제 없이 잠을 잘 수 있을 때.

6. [역할 영역]

⑰할 일이 생겼을 때. ⑱취업을 위한 자격증을 땄을 때.

7. [관계 영역]

⑲가족이 퇴원을 동의할 때.

⑳가족에게 의미 있는 존재로 살겠다는 마음이 굳건해졌을 때.

재입원하지 않을 수 있도록 퇴원 기준을 세워, 이를 달성하기 위하여 매일매일 나아가시기 바랍니다.

※ 당신은 어떤 상태가 되었을 때 퇴원하실 것인가요?

4-9 퇴원일 정하기

⊙ 퇴원일을 정해야 하는 이유

우리는 학창 시절 때 시험 날짜가 발표되면 거기에 맞춰 시험공부를 했습니다. 마감일에 맞춰 행동하는 것이 인간이기 때문입니다. 이는 거꾸로 말하면 마감일이 없으면 잘 움직이지 않는다는 뜻이지요. 퇴원일은 입원치료의 마감일입니다. 퇴원일이 확정되면 인간은 거기에 맞춰 움직이게 되어 있습니다. 그래서 퇴원일을 정해야 합니다.

⊙ 퇴원일이 정해져 있지 않으면

1. 막막한 느낌이 들고, 의욕이 떨어집니다.
2. 입원 중의 계획을 구체적으로 세우지 않게 됩니다.
3. 치료자도 환자에 대한 치료 계획을 세울 수 없게 됩니다.

⊙ 퇴원일이 정해져 있으면

1. 입원 중의 달성 목표를 수립하여 매진하게 됩니다.
2. 퇴원 뒤의 계획도 수립하게 됩니다.
3. 치료자도 환자의 퇴원일에 맞춰 치료 계획을 수립하여 접근하게 됩니다.

⊙ 퇴원일을 정하는 방법

1. 퇴원일은 본인이 정하십시오. 그러나 가족의 의견도 존중해 주십시오.
2. 퇴원일은 마음이 안정된 뒤에 정하는 것이 아닙니다. 퇴원일을 정하면 마음이 안정됩니다.
3. 입원 기간은 3~6개월이 좋으며, 그 이유는 다음과 같습니다.

①본원의 연구 결과, 대부분의 단주자는 3~6개월 입원한 환자들이었습니다.

②환자들은 말하기를, 입원 1개월 때 음주 갈망이 가장 심하다 하고,

③단주법을 익히는 데에 3개월 정도는 걸린다 하고,

④3개월쯤 되었을 때 음주 갈망도 많이 없어지고, 신체도 회복되고, 단주 의욕도 최고조에 이른다고 하였습니다.

⑤입원 기간은 6개월을 넘기지 마십시오. 병원 중독에 빠지고 사회와 격리됩니다.

4. 퇴원일을 "3개월 뒤" 식이 아니라, "O월 O일"식으로 정하십시오.

5. 퇴원일을 정해도 언제든 변경할 수 있으니, 일단 정하십시오.

퇴원 날짜를 오늘 정하십시오. 치료에 대한 마음가짐이 달라질 것입니다.

※ 당신의 퇴원 날짜는 몇 년 몇 월 며칠인가요?

전략 5

갈망 관리

✳

전략 5는 갈망 관리입니다.

갈망 관리는 중독치료의 핵심이라고 말할 수 있습니다. 중독자는 갈망에 다 넘어지기 때문입니다. 따라서 갈망이 제대로 관리되지 않으면 단주라는 정상에 도달할 수 없습니다.

그래서 전략 5에서는 갈망을 어떻게 관리할 것인가를 다룹니다.

①먼저 갈망이 적게 생기도록 하기 위한 '갈망 예방법'에 대해 다루었고,

②이어서 갈망이 생겼을 때 어떻게 극복할 것인가에 관한 '갈망 대처법'을 다루었습니다.

5-1 9대 갈망 예방법 익히기

갑자기 음주하게 되는 것이 아닙니다. '음주 갈망 유발 상황 → 음주 갈망 → 음주'의 순으로 진행됩니다. 따라서 음주하지 않기 위해서는 음주 갈망을 예방해야 하고, 음주 갈망 예방은 음주 갈망 유발 상황의 관리 여부에 달려 있습니다. 환자분들이 말하는 음주 갈망 유발 상황은 다음과 같으며, 각각에 대한 대처법이 바로 음주 갈망 예방법이 될 것입니다.

1. 술을 먹으니 밥이 들어가지 않는다고 합니다. 그렇다면 밥을 먼저 먹으십시오. **배가 부르면** 술이 들어가지 않게 될 것입니다.
2. 화가 나면 음주하게 된다고 합니다. 그렇다면 **분노 대처법**을 익혀 둔다면 음주 갈망이 오지 않을 것입니다.
3. 방에서 혼자 지내니 계속 술만 마시게 되었다고 합니다. 반면에 직업 등의 활동을 할 때 단주를 유지하였다고 합니다. 이는 **외롭게 지내지 말고 활동을 하면** 음주 갈망이 오지 않게 된다는 것을 말해 주는 것입니다. 친구 만나기, 취미 활동, 외래/중독센터/AA 방문, 직업 활동 등이 활동의 예입니다.
4. 산에서 조용히 살면서 음주하지 않은 경험이 있었다고 합니다. 이는 마음을 평정하게 즉 **피곤하지 않게** 하면 음주 갈망이 오지 않음을 뜻합니다.
5. 스트레스를 받아 음주하게 된다고 합니다. 그렇다면 **스트레스 대처법**을 익혀 둔다면 음주 갈망이 오지 않을 것입니다.
6. 규칙적으로 살면 음주 갈망이 적게 올 것 같다는 의견도 있습니다. 그렇습니다. **규칙적인 삶**은 스트레스를 감소시켜 음주 갈망을 예방해 줍니다.
7. 항상 마시고 싶고, 마시지 않으면 불안하다고 합니다. 갈망을 줄이는 **항갈망제**를 처방받아 복용해 보십시오.

8. 아파서, 잠을 못 자서 술을 마시게 된다고 합니다. **통증과 수면 관리**는 갈망을 예방합니다. 사람마다 맞는 방법이 다르므로 의사와 상의하십시오.
9. 술좌석에 가지 않았더니 단주를 유지할 수 있었다고 합니다. 단주 2년간은 **술좌석에 가지 않는 것**이 음주 갈망을 막을 수 있는 좋은 방법입니다.

문제 안에 답이 있습니다. 술을 먹게 하는 상황 안에서 술을 안 먹게 하는 방법을 찾으시기 바랍니다.

※ 당신은 음주 갈망을 예방하기 위하여 어떤 활동을 하고 있나요?

5-2 10대 갈망 대처법 익히기

⊙ 한번 중독이 되면 장기간 단주/단약/단도박을 해도 술/약물/도박에 대한 갈망이 자연스럽게 오게 되어 있습니다. 뇌가 이들 중독 대상에 길들었기 때문입니다. 이렇게 갈망은 생리적인 현상으로서 잘못이나 문제가 아닙니다. 갈망이 오는 것이 문제가 아니라 갈망에 넘어지는 것이 문제이므로, 갈망이 올 때 이를 잘 넘기는 방법을 익혀야 합니다.

⊙ 갈망 대처의 핵심은 갈망을 참는 것이 아니라 무엇인가로 대체하는 것입니다. 환자분들이 말하는 갈망 대처법으로서 다음과 같은 것들이 있습니다.

1. **갈망은 몇 분 이내에 사라진다**는 것을 기억한다.
2. **하루**만 참는다. 한 시간에 한 번씩 24번을 참으면 하루를 넘길 수 있다.
3. TV 시청, 운동, 청소 등 **대체 활동**을 한다.
4. **한 잔**을 입에 대면 안 된다. 입에 들어가면 와르르 무너진다.
5. 가족이나 후원자와 같이 나를 잡아주는 사람이 있어야 한다. 후원자에게 **전화**를 건다.
6. 내가 **죽을병**에 걸렸다는 생각을 한다.
7. **마지막 취했을 때**를 기억한다.
8. 사람을 만나면 자연스럽게 마시게 된다. 상대가 **술을 권하면** 못 마신다고 말하고 사이다를 먹겠다고 하거나, 먼저 술잔을 음료수로 채운다.
9. **단것**이나 음식을 먹거나 탄산수 등 톡 쏘는 음료수를 마신다.
10. 평온함을 청하는 기도 등 **절대자**에게 도움을 청하는 기도를 한다.

갈망뿐 아니라 분노, 불안, 서운함, 외로움, 자기연민 등 부정적인 감정이나 생각에 대해서도 갈망 대처법과 동일한 방법을 쓰면, 이를 넘길 수 있습니다. 따라서 병동 내에서 갈망 이외의 부정적인 생각이나 감정이 왔을 때 이를 넘기는 연습을 해 보십시오. 그러면 퇴원 뒤 갈망이 왔을 때, 이를 대처하는 데에 도움이 될 것입니다.

※ 갈망 10대 대처법을 외워 보세요.

전략 6

회복 생활

✳

전략 6은 회복 생활입니다.

우리는 단주만을 위하여 중독치료를 하는 것이 아닙니다. 단주가 되어야 다음 단계로 넘어갈 수 있기에 단주가 기본인 것은 사실이지만, 단주를 기초로 하여 어떠한 삶을 살 것인가를 다루는 것이 전략 6인 회복 생활입니다.

전략 6에서는 회복 생활의 다양한 면 가운데 중요한 몇 가지를 다룹니다.

①먼저 우리 인생의 사령탑이라고 볼 수 있는 마음을 어떻게 성장시킬 것인가부터 시작하여,

②삶 전체를 성장시키는 매우 유용한 도구인 12단계를 소개하였고,

③정신의 양식인 독서와

④재미있게 살 수 있는 놀이 활동,

⑤신체 건강을 위한 운동,

⑥환경을 깨끗이 하는 정리정돈에 대해 다루었고,

⑦환자분들이 쉽게 빠져들기 쉬운 의약품 남용이나 안정제, 수면제를 어떻게 관리할 것인가,

⑧그리고 숙면을 위하여 어떻게 할 것인가를 다루었고,

⑨끝으로 요즘 점점 더 큰 문제가 되어가고 있는 스마트폰의 건강한 사용법에 대해 다루었습니다.

6-1 마음 키우기

⊙ 중독은 표면적으로는 뇌의 병이지만, 심층적으로 보면 **중독은 마음의 문제**입니다. 마음의 문제란 중독성 사고(부정, 투사, 합리화 등), 열등감, 자기중심주의, 부정직, 부정적 사고방식 등을 말합니다.

⊙ 중독에서 벗어나기 위해서는 마음의 문제를 해결해야 하며, **마음을 성장시키는 방법**으로써 다음과 같은 것들이 있습니다.

1. **책**은 인간을 바꾸는 강력한 도구입니다.
2. **회복일지**의 연, 월, 일, 요일을 제대로 쓰는 사람이 반도 안 됩니다. 사소한 것 같지만 이런 것들을 성실하게 쓰는 것부터 마음이 성장합니다. 일지를 미리 쓰는 경우도 있는데, 이는 내일 먹을 밥을 오늘 먹는 것과 같습니다. 일지가 도움이 된다는 것은 다들 인정합니다. 그러나 퇴원하여서 일지를 계속 쓰는 사람은 드뭅니다. 도움이 된다고 인정한 것을 실천하는 것이 중요합니다.
3. **정리정돈 청소**를 하면 기분이 좋아지는 것을 누구나 체험합니다.
4. **12단계 프로그램**을 통하여 성격의 문제점을 검토 및 성장시킬 수 있습니다.
5. 모든 **병동 프로그램**은 우리의 부정적 마음을 긍정적 마음으로 돌리는 것들입니다. 이를 성실히, 적극적으로 참석하면 자기도 모르게 마음이 긍정적으로 바뀝니다.
6. **치료자와의 면담**은 인생의 개인 과외입니다. 마음의 발전에 도움이 됩니다.
7. AA의 회원들이 말하는 것을 들음으로써 인생의 많은 것을 배울 수 있습니다.
8, **종교** 활동은 마음 성장의 지름길입니다.
9. **운동**은 역경에 뇌를 대비시키고 학습화된 무기력에서 빠져나오게 하며 갈망을 대처하는 힘을 길러줍니다.

⦿ **마음 성장의 주의점**으로 다음과 같은 것들이 있습니다.

1. 사람들은 돈벌이나 체력을 위해서는 시간 투자를 해도 마음 수양에는 **시간 투자**를 하지 않습니다. 시간 투자 없이 저절로 성장하는 마음은 없습니다.
2. 마음은 콩나물 크듯이 성장합니다. **계속**하다 보면 자기도 모르게 마음이 성장하여 있는 것을 발견하게 될 것입니다.

사실 모든 것이 마음 수양의 재료입니다. 문제는 눈을 감고 귀를 막고 있다는 것이지요. "들을 귀가 있는 자는 들을지어다"라는 예수님 말씀처럼, 마음의 문을 열어 놓아 마음을 성장시켜 나가시기 바랍니다.

✳ 당신은 당신의 마음을 돌보기 위하여 매일 어떤 노력을 하고 있나요?

6-2 12단계의 힘을 경험하기

⦿ AA의 핵심 프로그램은 〈12단계〉입니다. 12단계는 단지 술을 끊는 것이나 나쁜 습관을 벗어나는 것을 넘어, **자신을 계속 검토하고 새로운 문제를 해결하며 성장**하는 것을 돕습니다.

⦿ **12단계는 다음과 같이 구성**되어 있습니다.

1단계 : '조절하지 못하는 것'을 인정함으로써 문제를 인식합니다.

2단계 : 해결하기로 결심합니다.

3단계 : 혼자서는 할 수 없음을 인정하고, 도움을 받기로 결심합니다.

4~9단계 : 나의 잘못을 검토하고 받을 수 있는 도움을 받으면서 먼저 나의 행동을 변화시킵니다.

10단계 : 변화된 행동을 반복하며 꾸준히 유지합니다.

11~12단계 : 삶의 목표와 사명을 찾고 지속적인 성장을 도모합니다.

⦿ 다음은 한 치료자가 자신의 **임신성 당뇨라는 문제를 12단계의 방식으로 접근한 예**입니다. 각자의 어려움을 이처럼 접근하여 해결을 시도할 수 있습니다.

역1단계 : 문제에 대한 남 탓, 자기 연민	열심히 산 내가 왜 당뇨에 걸렸지? 믿을 수 없어. 왜 하필 나지? 정말 당뇨가 맞나? 이제 좋아하는 것들을 마음껏 먹지 못한다니.
1단계 : 문제 인식	당 조절을 스스로 할 수 없음을 인정함.
2단계 : 도움 요청	나 자신의 힘 외에 나를 돕는 힘(의사, 약물 등)의 도움을 받기로 함.
3단계 : 맡김	돕는 힘이 당뇨 문제를 해결해 줄 것을 믿고 의지하기로 함.

4단계 : 자기 검토	당뇨를 악화시킬 만한 습관과 성격 측면을 파악함. (단 것을 좋아하고 몸이 불편하다는 핑계로 운동을 멀리함)
5단계 : 잘못의 인정	그간 잘못된 생활 습관으로 살아왔음을 인정함.
6단계 : 결점 제거 준비	스스로 해야 할 일(식단 관리, 규칙적인 운동 등 생활 습관 변화)을 함.
7단계 : 신께 간청	생활 습관을 개선해도 조절되지 않는 부분에 대해서는 돕는 힘(인슐린 등)에 의지하고, 돕는 힘의 조언에 겸손하게 따름.
8단계 : 가해 명단 파악	당뇨 진단으로 인해 직접 위해를 가하게 된 나 자신과 태아, 심려를 끼친 가족에게 사과함.
9단계 : 직접 보상	변화된 행동과 당이 조절되는 모습을 통해 자신에게 끼친 해를 보상함.
10단계 : 지속적 검토	하루에 네 번씩 당을 검사하고, 운동 일지를 작성하면서 지속적으로 당과 생활 습관을 점검함.
11단계 : 신과의 의식적 접촉, 신의 뜻을 이행할 힘 간청	일탈하고 싶을 때마다, 기도와 명상을 통해 간식과 게으름이 우리에게 어떤 영향을 줄 것인지 생각하고, 의지를 단단하게 해 달라고 간청함.
12단계 : 영적 각성, 메시지 전달, 원칙의 실천	그 결과 적절한 체중의 아기를 순산하였고, 임신성 당뇨가 해소된 후에도 건강한 식단과 운동 습관을 유지함으로써 건강해지고, 주변의 임산부들에게 임신성 당뇨가 주는 축복의 메시지를 전달하며 지내고 있음.

※ 당신은 지금 어떤 문제를 마주하고 있나요? 12단계의 방식으로 해결을 시도해 보았나요?

6-3 독서하기

⊙ **독서는 뇌의 전신 운동입니다.** 좌뇌와 우뇌, 거의 전 영역이 활성화됩니다. 특히 전전두엽을 활성화하는데, 전전두엽은 다음과 같은 기능을 가집니다.

1. 배외측 전전두엽(Dorsolateral Prefrontal Cortex; DLPFC) : 생각하는 뇌. 기억, 학습, 이해, 추리, 추측, 억제, 의도, 주의, 판단 등의 기능.
2. 배내측 전전두엽 (Ventromedial Prefrontal Cortex; VMPFC) : 마음의 뇌. 타인의 감정을 배려하거나 자리의 분위기를 파악하고, 표정에서 상대방의 느낌을 읽어내는 기능.

즉, **독서는 지식 함양뿐 아니라 생각하는 힘을 길러주고 다른 사람과 교감하고 공감하는 능력도 길러줍니다.** 중독에 오래 빠져 있다 보면 사람들과 다시 관계를 맺는 것, 특히 술을 마시지 않은 상태로 관계를 맺는 것이 매우 어렵게 느껴집니다. 독서는 관계 회복에 필요한 힘을 길러줍니다.

⊙ **다음과 같은 방법으로 책을 읽어봅시다.**

1. **무엇이든 읽어봅시다.** 한동안 책을 멀리했던 사람이 갑자기 두껍고 어려운 책을 읽을 수는 없습니다. 처음에는 가볍고 짧은 책에서 시작해도 좋고, 술술 읽히는 책을 읽어도 됩니다. 무엇이든 상관없습니다. 일단 읽는 것이 중요합니다.
2. 가능하다면 그림이 많은 책보다는 **글자만 있는 책**을 읽어봅니다. 그림이 많으면 시선이 옮겨가면서 집중력이 떨어지기 쉽기 때문입니다.
3. 가능하다면 **음독**을 해 보십시오. 하루 2분만 음독을 해도 기억력이 개선됩니다.
4. 스마트폰이나 태블릿 등 디지털 기기로 독서를 하는 것은 다음과 같은 장단

점을 가집니다. 어디서나 읽을 수 있다는 것은 큰 장점입니다. 그러나 기기의 다중 작업 기능 때문에 종이책을 읽는 것에 비교해서 내용의 이해 수준, 기억력, 사회에 대한 응용도에서 효과가 떨어진다는 단점을 가집니다. 종이책을 읽으면 앞뒤를 자유롭게 이동할 수 있기에 맥락 파악이 용이하고, 여백에 메모하며 생각을 정리할 수도 있습니다. 따라서 특별한 경우가 아니라면 **종이책을 읽으시길 바랍니다.**

5. **목표에만 초점을 두지 말고 경험에 초점을 둡니다.** 이 책을 읽고 이런저런 교훈과 배울 점을 가져가겠다는 목표에만 초점을 두면 책을 읽는 것이 숙제 같고 괴롭습니다. 책을 읽는 것은 본질적으로 '즐거운 일'입니다. 책을 읽는 것 자체에서 오는 즐거움을 느껴보십시오.

✳ 당신은 지금 무슨 책을 읽고 있나요?

6-4 놀이로 즐겁게 지내기

⊙ **놀이는 회복 생활의 숨은 열쇠** 입원 중에 많은 분들이 바둑, 장기, 탁구, 당구 등으로 시간을 보냅니다. 이렇게 노는 것이 시간을 허비하는 것일까요? 그렇지 않습니다. 놀이야말로 중독에서 벗어나 행복하게 살기 위해 꼭 필요한 활동입니다.

⊙ **놀이의 가치** 놀이는 다음과 같은 다양한 가치를 가지고 있습니다.

1. **놀이는 중독치료 작업입니다.** 놀이는 자발적이고 주도적이며, 결과가 아니라 과정이 즐겁습니다. 놀이를 대하는 마음은 진지하고, 놀이를 조성하는 환경은 포용적이어야 합니다. 놀이에 몰입할 때 우리는 시간이 흐르는 것도 잊은 채 지금, 여기의 경험에 집중합니다. 그 안에서 회복이 일어납니다.
2. **놀이는 중독 행위 시간을 대체해 줍니다.** 그동안 우리는 중독 행위로 취해 있거나 중독 행위에서 회복하기 위해 많은 시간을 소비했습니다. 중독 행위를 더는 하지 않을 때 생기는 이 시간을 대체해 줄 수 있는 것 중 하나가 '놀이'입니다.
3. **놀이는 삶을 재미있게 만들어 줍니다.** 인간은 의미만 추구할 수 없고 재미도 있어야 합니다. 재미있게 사는 방법의 하나가 '놀이'입니다.
4. **놀이는 인류의 문명과 함께 발전해 왔습니다.** 놀이를 통해 인간은 문제를 피악하고, 상황을 해석하며, 해결책을 시도하며 배우고, 사람들과 연결되고, 자기 생각과 느낌을 표현하며, 감정을 정돈하며, 자신을 알게 되며, 새로운 시도를 합니다.

⊙ **해로운 놀이** 스마트폰이 보급된 이후 병동에서 흔히 선택하는 놀이는 '동영상 보기'와 '스마트폰 게임'일 것입니다. 그러나 다음과 같은 이유로 이들을 놀이로 장려하지 않습니다.

1. **'동영상 보기'**는 말초의 감각을 즉각적으로 만족시키고 불쾌한 감정을 피하게 합니다. 동영상의 이와 같은 특성은 우리가 다른 활동으로 즐거움을 얻는 대신 동영상만 보게 만들 수 있습니다.
2. **'스마트폰 게임'**은 자투리 시간에 틈틈이 반복할 수 있게 (즉, 습관이 되기 쉽게) 설계되어 있습니다. 게임을 할 때는 즐거울 수 있으나, 짧고 반복되는 보상에 집중하게 하고 주의력을 파편화시킴으로써 다른 활동을 포기하고 스마트폰과 게임에만 매달리게 합니다. 이는 우리의 중독적 성향을 악화시킬 뿐입니다.

⊙ **이로운 놀이** 그렇다면 건강한 놀이로 어떤 것이 있을까요?

1. **신체 놀이**는 신체 감각을 일깨우며 몸과 연결됨으로써 즐거움을 느끼게 합니다. 예) 산책, 걷기, 달리기, 체조, 구기 운동(족구, 탁구).
2. **두뇌 놀이**는 뇌를 자극함으로써 즐거움을 느끼게 합니다. 예) 장기, 바둑, 오목, 보드게임(젠가, 우노, 할리갈리 등), 퍼즐 맞추기(500~1000조각 퍼즐, 스도쿠, 십자말풀이, 숨은그림찾기, 틀린 그림 찾기).
3. **창조적 놀이**는 새로운 질문과 답을 찾음으로써 즐거움을 느낍니다. 예) 글쓰기, 그림 그리기, 색칠하기, 만들기(공방 다니기).

※ 당신은 병동 생활을 즐겁게 하기 위하여 어떤 놀이를 하시나요?

6-5 | 운동하기

⊙ **왜 운동을 하라고 할까요?**

뇌는 원래 운동을 싫어합니다. 왜냐하면 뇌는 검소하고(자발적인 운동을 불필요한 에너지 소모로 생각합니다) 변화를 싫어하는데, 운동은 항상성을 깨는 스트레스 요인이기 때문입니다.

그렇지만 전문가는 반드시 운동을 하라고 합니다. 이유는 운동이 **부교감 신경을 단련**시켜 **스트레스에 대처하는 능력을 강화**하고, 단지 신체를 강건하게 하는 것 이상으로 **'학습된 무기력'에서 빠져나오는 계기**를 만들기 때문입니다.

⊙ **중독의 회복에서 운동의 역할**

중독 물질이나 행위는 뇌에서 도파민을 과도하게 분비시키며, 이에 맞춰 도파민 수용체가 늘어납니다(내성). 도파민이 고갈되면 늘어난 수용체들이 어찌할 바를 모르게 되는데, 이때 나타나는 것이 금단 증상입니다. **운동은 도파민을 분비시키고 도파민 수용체의 수를 조절합니다.**

특히, 단중독 초반부터 운동을 하면 **갈망을 다루는 데** 다음과 같은 이점을 줍니다.

1. 약을 끊은 지 얼마 되지 않았을 때 운동을 하면, 약물과 자극 간의 관계를 약화하고 재발 위험을 낮출 수 있습니다.
2. 30분 동안 강도 높은 운동을 하면 갈망이 6배 감소하고, 운동 후 최소 50분간 약물 갈망을 느끼지 않을 수 있습니다.
3. 주 3회, 30분씩 땀이 날 정도로 운동을 하면, 운동을 하지 않을 때도 갈망이 크게 줄어듭니다.
4. 운동 6주 후부터 갈망이 줄어들고, 효과가 지속됩니다.

⊙ 어떻게 운동하면 될까요?

1. 먼저 **운동할 날을 정해서 달력에 동그라미**를 쳐 둡니다. 이는 우리 뇌가 약속을 기억하게 합니다.

2. 당일에는 일단 **운동화를 신습니다.** 이것만 해내면 운동은 자연스럽게 따라옵니다.

3. **처음에는 1주일에 한 번 5분 정도 천천히 걷는 것**에서 시작해서, 점차 시간과 횟수를 늘립니다.

4. 목표는 매일, 30분 쉬지 않고 걷거나 느리게 뛰는 것입니다.

⊙ 회복으로 가는 운동

중독에서 벗어나려면 전두엽의 실행 기능이 회복되어 생각이 유연해져야 합니다. 다음과 같이, **단순한 반복 운동을 넘어 예측하지 못한 자극을 만나는 시도**를 해 보세요.

1. 교차 운동 : 빠르게 - 느리게 - 빠르게 - 느리게 // A 동작 - B 동작

2. 야외 운동, 낯선 길 등 의외의 요소를 넣어 창의적으로 몸을 움직이기

3. 새로운 운동 종목에 도전하기

4. 구기 종목에 도전하기

5. 너무 목표에만 매달리지 말 것. 운동은 '즐겁기 위해' 하는 것입니다.

✳ 당신은 지금 어느 정도 운동하고 있나요? 운동 영역에서 새롭게 도전해 볼 만한 것은 무엇이 있을까요?

6-6 정리정돈 청소하기

⊙ 누구나 깨끗한 것을 좋아한다.

누구나 여관보다는 특급 호텔에서 자기를 원합니다. 여관보다 특급 호텔이 깨끗하기 때문입니다. 지저분한 것을 좋아하거나 깨끗한 것을 싫어하는 사람은 없습니다.

⊙ 마음이 병들면 정리정돈 청소를 하지 않는다.

그런데 어떤 사람은 지저분하게 삽니다. 조현병이나 치매에 걸리면 사고 기능이 떨어져 물건 관리를 제대로 하지 못하게 됩니다. 저장 장애(Hoarding Disorder)에 걸리면 물건을 버리지 못하여 집이 쓰레기장이 됩니다. 중독 생활도 오래하면 정신이 황폐해져 물건 관리를 제대로 하지 않게 됩니다.

⊙ 정신 건강을 위하여 정리정돈 청소가 필요하다.

방은 그 사람의 마음입니다. 지저분하게 사는 것은 존중받아야 할 개성이 아니라, 고쳐야 할 병입니다. 그래서 중독 생활로 흐트러진 정신을 바로잡기 위해서 정리정돈 청소가 필요합니다.

물건에 대한 **정리정돈 청소의 효과**는 다음과 같습니다.

1. 정리정돈 청소를 하면 기분이 좋아지고, 의욕이 넘치게 됩니다.
2. 정리정돈 청소를 하면서 몸을 움직여 운동이 됩니다.
3. 정리정돈 청소를 하면 같은 방을 쓰는 사람을 기분 좋게 합니다. 물건이 많거나 물건이 지저분한 사람과 같은 방을 쓰고 싶은 사람은 없습니다. 내 자리를 지저분하게 쓰는 것은 옆 사람에게 민폐를 끼치는 것입니다.

⊙ **정리정돈 청소 청결이란 무엇인가?**

1. "정리"는 필요 없는 것을 버리는 것입니다. 정리가 안 되는 가장 큰 이유는 물건을 너무 많이 소유하고 있다는 점입니다. 예를 들어 양말이 왜 10켤레나 필요합니까?
2. "정돈"은 물건을 쓰기 편하게 분류하여 가지런히 놓는 것입니다.
3. "청소 청결"은 깨끗이 하는 것입니다. 냄새 나는 속옷, 먼지 쌓인 침대 밑을 원하시나요?

정리정돈 청소 청결은 돈 들이지 않고 당장 실천할 수 있는 정신 건강 특효약입니다. 매일 5분씩만이라도 실천해 보시기 바랍니다.

※ 당신은 침상 위나 서랍 안의 정리 및 병실 청소 등을 매일 하나요? 한다면 몇 시에 하고 있나요?

6-7 의약품 남용 안 하기

⊙ 우리는 **너무 쉽게 수면제, 진정제, 진통제, 해열제, 소화제 등을 먹는 것**은 아닐까요? 별생각 없이 먹는 이런 약들은 반드시 우리에게 대가를 요구합니다.

1. 치통 등의 이유로 잠이 안 온다며 **수면제**를 복용하는 경우가 있습니다. 수면제에 대해 환자분들은 이렇게 말합니다.

   ①수면제는 수면의 질을 나쁘게 하고, 기상 시 멍하게 만들고, 낮에도 졸리게 하고, 수면제를 계속 찾게 한다.

   ②나는 수면제를 끊기 위해 수면제 없이 자는 법을 유튜브를 통하여 연구하였다. 복식 호흡이라든가, 커피를 오전에만 마신다든가 등.

   ③수면제를 못 끊으면 집에서 수면제 대신 술을 먹게 되므로, 수면제 복용 습관은 음주 재발의 한 원인이 된다.

2. **진통제, 해열제**를 많이들 먹습니다.

   ①감기에 걸리면 열이 오르는 것은 감기 바이러스에 의한 것으로서, 열이 오르면 백혈구가 활성화되고, 활성화된 백혈구가 감기 바이러스를 죽입니다. 따라서 해열제로 열을 떨어뜨리는 것은 백혈구가 감기 바이러스를 죽이지 못하게 하는 것입니다.

   ②또한 열이 나면 백혈구가 활성화되고, 이 백혈구가 암세포를 죽입니다. 그런데 습관적으로 해열제로 열을 떨어뜨리면 암세포를 죽일 기회를 놓치게 됩니다.

   (물론 무조건 해열제를 먹지 말라는 것은 아닙니다. 42도 이상의 고열이거나 의학적으로 해열제가 필요한 경우는 먹어야 합니다. 단지, 습관적으로 해열제를 복용하는 것에 주의하자는 것입니다)

3. **소화제**를 습관적으로 먹으면 소화 기능이 약해집니다. 위장관이 자체의 기능

을 포기하게 되기 때문입니다. **변비약**을 습관적으로 먹으면 대장이 약해집니다. 대장 스스로 대변을 짜낼 능력이 상실되기 때문입니다.

4. 간은 술을 안 먹고 휴식하면 정상화됩니다. 간이 나쁘다고 하여 **간장약**을 먹으라고 내과 교과서에 쓰여 있지 않습니다.

술, 마약, 도박에 의존한 우리가 병동에서 의약품에 의존하고 있는 것은 아닐까요? 한 도박중독자가 도박을 끊고 말했습니다. "쉽게 버는 돈은 없다." 쉬운 방법 대신 바른 방법을 선택해야 합니다. 수면제 대신 숙면법을, 소화제 대신 소화력 강화법을, 변비약 대신 쾌변법을 연구해야 하고, 열의 이점을 생각해서 해열제를 자제해야 합니다. **의약품의 남용에서 벗어나는 것, 이것은 병동에서 실천할 수 있는 단주/단약/단도박의 한 걸음**이 될 것입니다.

※ 당신은 다른 사람에 비교하여 수면제, 진통 해열제, 소화제 등을 더 쉽게 먹고 있는 편은 아닌가요? 병동 내에는 이런 약물을 잘 복용하지 않는 분들이 있습니다. 그분들에게 그 비결이나 이유를 물어봅시다.

6-8 안정제(아티반)·수면제(졸피신) 끊기

⊙ 안정제와 수면제를 끊어야 하는 이유는 다음과 같습니다.

1. 안정제와 수면제를 계속 복용하면 내성이 생겨 점점 많이 먹게 되고, 먹어도 효과가 없게 되어 다른 안정제나 수면제를 더 원하게 됩니다.
2. 안정제나 수면제가 진정시키거나 잠들게 하는 생리학적 이유는 이 약물이 뇌의 기능을 억제하기 때문입니다. 안정제의 지속 사용 시 기억력 장애가 올 수도 있고, **치매**에까지 이르는 경우도 있습니다.
3. 안정제의 혈중 농도가 떨어지면 안정제의 진정 효과가 없어지고 대신 안정제 금단 증상으로서 **불안**이 옵니다. 그러면 또 안정제를 찾게 됩니다. 진정과 불안의 악순환을 끊기 위해서는 안정제를 끊어야 합니다.
4. 알코올을 갑자기 끊으면 금단 증상이 옵니다. 이 금단 증상을 막기 위하여 술 대신 안정제를 투약합니다. 왜냐하면 안정제와 알코올은 뇌에서의 작용 기전이 거의 동일하기 때문입니다. 한 마디로 안정제는 술입니다. 따라서 안정제를 먹는다는 것은 술을 먹는 것과 같습니다. 안정제를 먹고 자는 것은 술 한잔하고 자는 것과 같습니다. 안정제를 먹고 지내던 사람이 퇴원하게 되면 안정제 대신 손쉽게 구할 수 있는 술을 먹게 됩니다. 즉 입원 중 안정제의 지속 복용이 퇴원 후 알코올의 **재발**로 이어지게 되는 것입니다. 그래서 입원 중에 안정제를 끊어야 합니다.
5. 수면제는 잠을 잘 들게는 하나, **얕은 잠(선잠)**을 자게 하고 중간에 자주 깨게 합니다. 술 먹고 자는 잠과 같습니다. 깊은 잠은 생각이나 감정을 정리해 줍니다. 그러나 수면제를 먹고 자는 선잠의 상태에서는 깊은 잠의 효과를 누릴 수 없습니다. 자고 나도 복잡한 감정과 생각이 그대로 남게 되는 것입니다. 따라서 수면제를 끊고 자야 합니다. 수면제 없이 잘 방법으로 커피 완전히 끊기, 운동하기를 권합니다. 운동하여 피곤하면 반드시 잠이 옵니다.

진정제와 수면제를 주치의와 상의하여 끊으시기 바랍니다. 힘들기는 하나 끊으실 수 있습니다. 많은 사람이 이미 끊었습니다. 당신도 할 수 있습니다.

※ 안정제와 수면제를 끊을 필요성을 느끼시나요? 그 이유는 무엇인가요?

※ 안정제와 수면제를 끊을 생각이 있다면, 주치의와 상의하여 끊을 수 있는 계획을 수립해 보십시오. 어떻게 수립하셨나요?

6-9 수면제(졸피신, 아티반 등) 없이 잠자기

⊙ "잠이 보약이다"라는 말이 있을 정도로 잠은 매우 중요합니다. 그것은 **수면의 역할**이 많기 때문입니다. 잘 자고 나면 ①몸의 피로와 ②마음의 스트레스가 풀려, ③기분이 상쾌해집니다. ④고민이 해결됩니다. ⑤생각이 정리됩니다. ⑥아이디어가 떠오르게 됩니다. ⑦노화와 ⑧치매를 예방해 줍니다.

⊙ 이렇게 중요한 **수면을 방해하는 것**으로 ①통증, ②거의 모든 정신 질환(중독, 우울증, 불안 장애, 치매 등), ③걱정, 고민, 스트레스, ④커피, ⑤과도한 스마트폰 사용, ⑥활동(운동) 부족 등이 있습니다.

⊙ **불면을 숙면으로 바꾸기 위하여** 다음을 숙지 및 실천하시기 바랍니다.

1. 잠이 안 오는 경우는 절대로 없습니다. 고문 중 가장 힘들게 하는 고문은 잠 못 자게 하는 것입니다. 이는 역으로 말하면 인간은 반드시 잔다는 뜻입니다.
2. 불면증으로 죽는 경우는 없습니다.
3. 수면제로 억지로 자지 말아야 합니다.
   ①수면제는 잠을 쉽게 들게는 하나, 얕은 잠, 토막잠을 자게 하여, 수면의 효과를 보지 못하게 합니다.
   ②수면제는 중독성 물질이고 내성이 생겨 양이 점점 늘어납니다.
   ③수면제를 먹고 자 버릇하면 수면제 때문에 평생 정신과 의원에 다니게 됩니다.
4. 수면 시간을 강박적으로 고정할 필요는 없습니다. 심신의 상태에 따라 수면 시간은 계속 바뀝니다. 졸리면 자고, 안 졸리면 활동하면 됩니다.
5. 잠이 안 오면, 30분 정도만 뒤척이다가 일어나서 독서를 하십시오. 이때 스마트폰을 보시면 안 됩니다. 스마트폰 빛이 수면을 방해합니다.

6. 졸려도 일정 시간에 기상하십시오. 그래야 수면 사이클이 정상화됩니다.
7. 낮에 침대에 누워 있지 마십시오.
8. 커피를 끊으십시오. 오전 커피도 불면증이 있는 분에게는 안 좋습니다.
9. 운동을 하십시오. 저녁 식사 이후 2시간 운동을 하십시오. (단, 취침 2시간 내의 격한 운동은 피하십시오)
10. 자기 전에 명상, 경전 읽기, 일기 쓰기를 하십시오. 차분해져 잠이 옵니다.

입원 기간은 수면제를 끊을 좋은 기회입니다. 수면제를 끊고, 바른 수면 습관으로 불면에서 벗어나시기를 바랍니다.

※ 수면제 도움 없이 깊이 자기 위하여 어떤 것을 실천하고 계시나요?

6-10 스마트폰을 건강하게 사용하기

⊙ **스마트폰이 뇌에 미치는 영향**은 다음과 같습니다.

1. **스마트폰은 뇌를 잠재웁니다.** 스마트폰을 볼 때의 뇌는 마사지를 받을 때와 비슷하게 뇌 활성도가 저하됩니다. 스마트폰 화면이 작을수록 콘텐츠에 대한 뇌의 반응이 약해집니다. 심지어 격렬한 게임이나 자극적인 영화를 봐도 멍하게 있을 때보다 활성이 더 떨어집니다. 그렇기 때문에 **스마트폰을 볼 때 우리의 뇌는 피로를 느끼지 않습니다.** 이것이 많은 사람들이 스마트폰을 쥐고 여가를 오랜 시간 보낼 수 있는 이유입니다. 이 **편안함이라는 감각은 중독성이 강해서,** 한번 경험하면 의지가 강한 사람도 쉽게 빠져들고 벗어나기가 어렵습니다. '잠깐만 해야지' 했다가 몇 시간이 훌쩍 지나가 버려 계획했던 일을 하지 못한 경험이 누구에게나 있을 것입니다.
2. **스마트폰은 집중력을 현저하게 떨어뜨립니다.** 〈스마트폰과 집중력 (Attention Span, 2015, 마이크로소프트 캐나다)〉이라는 보고서에 따르면 현대인의 집중력 유지 시간은 2000년에 12초였던 것이, 2013년에 8초로 떨어졌으며, 이는 금붕어의 집중력 유지 시간보다 짧다고 합니다. 그뿐만 아니라 집중력의 질이 저하됩니다. 미디어 소비량이 많을수록, 멀티 스크린을 사용할수록, 하나에 집중하는 '지속 집중력'과 여러 자극 중 중요한 자극 하나에 집중하는 '선택 집중력'이 저하됩니다. 이러한 집중력의 저하는 단기적인 목표 달성뿐 아니라 장기적인 목표 달성에 필요한 집중력과 장기적인 목표가 무엇인지 파악하게 해주는 집중력을 모두 저하합니다. **입원해서도 스마트폰에 매달려 있다면, 입원의 목표가 무엇인지 알지 못하게 하고, 입원의 목표를 달성하기 위해 집중해야 할 활동에 집중하지 못하게 합니다.**

⊙ 병동에서의 **건강한 스마트폰 사용법**

1. **프로그램 시간에는 스마트폰을 병실에 두고 나옵니다.** 스마트폰은 호주머니에 넣어 두어도, 심지어 전원을 꺼 두어도 우리의 관심과 집중력을 빼앗아 갑니다.
2. **회진과 식사 시간에는 스마트폰을 보지 않습니다.**
3. **스마트폰을 끄거나 손에 닿지 않는 곳에 두고 지내는 시간을 늘립니다.** 처음에는 5분도 쉽지 않을 것입니다. 1시간 정도를 목표로 해 봅니다.
4. **스마트폰을 사용할 때에는 처음 목표로 했던 일에 집중합니다.** 스마트폰을 사용하다 보면 이런저런 생각이 나서 목표로 했던 일을 멈추고 다른 일로 옮겨가기 쉽고(다중 작업) 그럴 때마다 집중력이라는 인지 능력이 떨어지게 되기 때문입니다.
5. **자기 전에는 스마트폰 화면을 끄고 머리에서 멀리 두고 눕습니다.** 잠이 오지 않는다고 스마트폰을 계속 본다면 잠에 들 수 없습니다. 뇌 입장에서는 이완된 상태이기 때문에 자려고 노력하지도 않을 것입니다.
6. **스마트폰 없이 산책하는 연습을 해 봅시다.** 스마트폰 없이도 시간을 알차게 보내는 데 익숙해진다면 삶이 훨씬 풍요로워집니다.

✳ 당신의 스마트폰 사용 습관은 어떻습니까?

전략 7

재발 관리

✳

전략 7은 재발 관리입니다.

중독치료에 있어서 두 가지 중요한 것을 꼽으라면 '갈망 관리'와 '재발 관리'일 것입니다. '갈망 관리'가 중독 행위를 중단하기 위한 활동이라면, '재발 관리'는 중독 행위 중단을 유지하기 위한 활동입니다.

재발 없이 중독에서 벗어나는 경우는 거의 없기에, 재발 관리는 매우 중요합니다.

전략 7 재발 관리에서는 다음과 같은 것들을 다룹니다.

①재발의 원인이 무엇인지를 살핀 후,

②재발했을 때 어떻게 대처할 것인지를 알아보았습니다.

7-1 재발 원인 알기

퇴원을 하여 재발하게 되면 재입원하게 됩니다. 어떻게 하면 재발하지 않을까가 우리 모두의 고민이 아닐 수 없습니다. 재발의 원인이 무엇인지 살펴봅시다.

1. 첫 번째의 재발 원인은 **단주에 대한 무력감**입니다. 어떤 환자분은 이렇게 말합니다.

   ①단주의 가능성은 매우 낮고,

   ②나이도 들었으니 단주를 위해 아등바등하고 싶지 않다고.

⇒ 회복자가 되는 것보다 중독자로 죽을 확률이 더 높은 것은 사실입니다. 그러나 단주가 어렵다고 말씀하시는 분도 단주를 하고 싶은 마음은 있을 것입니다. 단주에 대한 양가감정을 해결하고, 단주의 이점을 생각해 보시기 바랍니다. 최후의 순간까지 최선을 다하는 삶이 아름다운 삶이지 않겠습니까? 인생은 과정이지 결과가 아닙니다.

2. 두 번째의 재발 원인은 **음주 허용적인 태도**입니다. 재발은 술을 마시는 순간부터가 아닙니다. 술을 마시기 전에 술에 대한 허용적인 태도나 술을 만만히 보는 태도가 생기는 순간부터가 이미 재발입니다. 환자분들은 음주에 대한 경솔한 태도를 다음과 같이 말합니다.

   ①자만하게 되어 재(再)음주하게 되었다.

   ②언제든 끊을 수 있다는 마음으로 재(再)음주하였다.

   ③전두엽이 망가졌고 '술뇌'가 되었다는 것을 알면서도 마셨다.

   ④일정 기간 음주했으니 이제는 조금 마셔도 되겠지라는 마음으로 음주하였다.

⇒ 이런 음주 허용적인 태도를 보이지 않기 위해서는 외래 방문이나 AA 참석을 꾸준히 하셔야 합니다.

3. 세 번째의 재발 원인은 **심리적 위축**입니다. 환자들은 말합니다.

①외로워서 음주하였다.

②무기력하여 음주하였다.

⇒ 혼자서 지내면 외로움과 무기력에 빠지게 됩니다. 따라서 AA, 종교 단체, 동호회, 지역사회 프로그램에 참여하시거나, 필요하다면 항우울제를 드시는 것이 좋습니다.

4. 네 번째의 재발 원인은 **갈망**입니다. 어떤 환자분은 말합니다. 극도의 갈망을 이기지 못해 음주하였다고.

⇒ 갈망은 참는 것이 아닙니다. 갈망은 무엇인가로 대체하는 것입니다. 평소에 갈망 대처법을 연습해 놓아야 합니다.

재발은 실패가 아니라 치료의 과정이며 배움의 기회입니다. 재발 속에서 단주의 교훈을 찾으시기 바랍니다.

※ 당신은 재발하지 않기 위하여 어떤 대책을 수립해 놓으셨나요?

7-2 재발 대처법 익히기

⊙ 재발이란 무엇인가?

'재발'이란 글자 그대로 '다시 발동이 걸린 것'입니다. 자조모임(AA, GA, NA)에서는 한 번이라도 중독 행위를 하면 재발로 봅니다. 임상적으로는 한 번만 한 것은 미끄러짐(slip), 하루 정도만 한 것은 실수(lapse), 며칠이고 계속하여 과거처럼 된 것은 재발(relapse)이라고 정의하기도 합니다.

⊙ 재발된 시점은 언제로 보는가?

술/도박/약물을 하는 날이 재발된 날이라고 볼 수 있겠으나, 이는 표면적인 것이고, 중독에 대한 인식이나 태도가 변할 때부터가 재발의 시작입니다. 즉,

1. 중독이란 조절이 안 되는 병이라는 사실을 잊거나,
2. 본인이 중독자임을 잊거나,
3. 음주/도박/약물 허용 생각이 들거나,
4. 하고 있던 회복 활동 즉, 외래치료, AA 모임, 종교 활동 등을 소홀히 할 때부터 재발은 시작된 것입니다.

⊙ 재발했을 때 어떤 태도를 취해야 하는가?

1. 병원의 주치의나 AA 멤버를 만나십시오. 이들이 조언해 줄 것입니다.
2. 중독 행위가 통제되지 않으면 시간을 끌지 말고 즉시 입원하십시오.
3. 왜 재발했는지를 파악하십시오. 뭔가 구멍이 있으니 재발한 것이 아니겠습니까?
4. 특별히 실수한 것이 없는데 재발했다면, 과거의 단주 방법에 뭔가 부족한 점이 있다는 뜻입니다. 새로운 방법으로 단주를 시도해 보십시오.

5. 재발은 실패가 아니라 치료 과정이기에, 재발했다고 자책하지 말고, 재정비의 기회로 삼으십시오. 실패는 성공의 어머니입니다.
6. 포기하지 마십시오. 수학 문제를 처음부터 100점 맞는 사람은 없습니다. 반복하다 보면 100점이 나옵니다.

⊙ 재발 대처법의 예로 어떤 것이 있는가?

1. 음주할 것인가 말 것인가의 단주 양가감정을 해결해야 하며,
2. 단주/단도박/단약의 이점을 느껴야 하며,
3. 갈망 대처 전략을 세워야 하며,
4. 기분을 안정되게 유지해야 하며,
5. 과도한 스트레스에 대처해야 하며,
6. 사소한 것에도 주의해야 합니다.

※ 만일 재발하면 어떻게 하실 것인가요?

전략 8

퇴원 준비

✳

전략 8은 퇴원 준비입니다.

이제 우리는 입원중독치료의 종착점에 이르렀습니다. 자율적으로 모든 것을 결정해야 한다는 자율성(전략 1)을 기본으로 하여, 우리가 처한 현실을 알자는 현실 직시(전략 2), 우리의 처참한 현실에서 벗어나기 위해 도움받아야 할 치료 자원(전략 3), 치료 자원의 도움을 받아 가면서 향해야 할 치료 목표(전략 4), 치료를 향하면서 극복해야 할 갈망 관리(전략 5), 그리고 단중독 뒤에 어떤 삶을 살 것인가인 회복 생활(전략 6), 그리고 거머리처럼 집요하게 우리를 따라다니는 재발을 막을 수 있는 재발 관리(전략 7)까지를 다루었습니다.

이러한 7가지 전략이 훈련된 것을 바탕으로, 이제 우리는 과연 퇴원할 상태가 되었는지, 퇴원 뒤의 생활이 준비되었는지, 퇴원 뒤에 무엇을 할 것인지 '퇴원 준비'를 해야 합니다. 이것이 전략 8이며, 여기에서는 다음과 같은 것들을 다룹니다.

①퇴원 뒤 무엇을 하며 지낼 것인지 계획을 수립했는가?

②퇴원 뒤 가장 중요한 외래치료를 받을 계획을 수립했는가?

③퇴원 준비를 종합적으로 점검할 수 있게 한 퇴원 체크 리스트입니다.

지금까지의 '입원중독치료 8대 전략'은 결코 간단한 것이 아닙니다. 이 8대 전략 안에는 꼭 필요한 항목이 빠졌을 수도 있습니다. 그러나 이 8대 전략에서 제시하는 것만이라도 열심히 한다면 단중독에 100% 이르게 될 것을 확신합니다. 중독이 이론이 아니라 몸으로 되었듯이, 단중독도 지식이 아니라 실천으로 이루어집니다. 비록 느릴지라도 한 걸음씩 한 걸음씩 바른 방향을 향해 함께 손을 잡고 나아갑시다. 우리는 해낼 것입니다.

8-1 「퇴원 뒤 계획」 수립하기

⊙ "퇴원 뒤 계획을 수립해 봤자 지키지 못해 소용없다", "퇴원 뒤 계획을 수립해 본 적이 없다"라고 말하는 환자가 있습니다. 이렇게 **『퇴원 뒤 계획』이 없으면,**

1. 퇴원 뒤에 건강한 삶이 이루어지지 않으며,
2. 반드시 재발하며,
3. 아예 퇴원하지 않고 병원에서 여생을 보내게 됩니다.

왜냐하면 계획 없이 이루어지는 미래는 없기 때문입니다. 따라서 퇴원 뒤의 건강한 삶을 원한다면 퇴원 뒤의 삶을 계획해야 합니다.

⊙ **『퇴원 뒤 계획』 수립 시 주의점**은 다음과 같습니다.

1. 퇴원 뒤 계획 중에는 ①중독치료 계획과 ②일상생활 계획이 모두 포함되어야 합니다. '중독치료 계획' 없이 '일상생활 계획'만 수립하면 재발합니다.
2. 퇴원 뒤 계획 및 일과를 '머릿속'이 아닌 '글'로 기록해야 합니다.
3. 퇴원 뒤 계획대로 되지 않을지라도, 계획을 수립하는 것이 수립하지 않는 것보다 낫습니다.
4. 퇴원 뒤의 일과를 입원 중에 비슷하게 지내봅니다.

⦿ 환자분들은 **『퇴원 뒤 계획』의 예**를 다음과 같이 말합니다.

1. 절에 가서 나무하고, 장작을 패면서 지내려고 한다.
2. 종교 생활을 열심히 하여 새벽 예배, 수요 예배, 금요 예배, 주일 예배를 드리고, 요양 보호사, 주택 관리사 자격증을 따고, 산책을 하고, 일기를 쓸 계획이다.
3. 주중에는 7시 기상→식사→9시 직장→12시 직장 근처 야산 트래킹→오후 근무→수, 금요일에는 AA 참석→저녁 6시 귀가→저녁 식사→라디오 청취→독서→일기→11시 취침. 주말에는 오후 등산, 주말 집중 공부. 외래 방문.
4. 회사에 출근하듯이 도서관에 가서 공부, 공원 산책, 눈높이를 낮춰 구직 활동, 수요일 오전 외래 방문을 한다.
5. 평일에는 헬스, 주말은 자유롭게 보낸다.
6. 집에만 있지 말고 산책 및 친구 만나기 등을 한다.
7. 입원 생활처럼 지낸다.
8. 당뇨를 관리하기 위하여 운동 위주의 생활을 한다.
9. 집에 처박혀 있으면 안 된다. 무조건 외출할 것이다.
10. 화초 가꾸기, 가구 소품 만들기를 한다.
11. 은퇴자들의 삶을 유튜브 통하여 참고할 것이다.
12. 과거처럼 새벽에 일어나 운동하고, 음악학원에 다니겠다.

※ 퇴원 뒤 중독치료 계획 및 일상생활 계획을 수립해 보세요.

8-2 퇴원 뒤 「외래치료」 받기

⊙ 중독치료에는 **입원치료와 외래치료**가 있습니다. 둘 다 '단주'를 공통된 목표로 삼고 있습니다만, 입원치료가 술, 마약, 도박에 대한 물리적인 보호 장치라면 외래치료는 심리적인 보호 장치라는 점에서 다릅니다.

⊙ **외래치료가 필요한 이유**에 대해 환자분들은 이렇게 말합니다.

①단주를 위한 동기 부여가 된다. ②심리적으로 안정된다. ③약을 처방받을 수 있다. ④음주를 예방할 수 있다. ⑤중독은 평생 가는 병이기에 관리가 필요하다.

⊙ **외래치료의 효과**는 다음과 같습니다.

①재발과 재입원의 가능성을 낮춰 준다. ②건강한 삶을 살게 한다. ③입원치료보다 훨씬 더 경제적이다. ④지속적으로 자신을 돌아보는 계기가 된다.

⊙ 하지만 많은 환자들이 퇴원 후 외래에 방문하지 않고, 재입원하러 올 때만 병원을 방문합니다. **외래치료를 받지 않는 이유**에 대해 환자분들은 이렇게 말합니다.

①외래에 안 가도 단주를 유지할 수 있다는 자신감이 있기에. ②병원에 가는 것이 귀찮기에. ③외래 대기 시간이 길기에. ④특별히 아픈 곳이 없기에. ⑤술을 안 마시고 있기에. ⑥단주할 생각이 없기에. ⑦입원치료만이 단주의 방법이라고 생각하기에. ⑧별 도움이 안 되기에. ⑨주치의와 그다지 친근하지 않기에 외래에 오지 않는 경우도 있을 것입니다.

⊙ **퇴원 환자의 외래 방문율**은 얼마나 될까요? 한국의 알코올 중독 환자의 퇴원 후 1년간 외래 방문율은 12.1~27.4%로 낮습니다. 외래에 방문하는 일은 어렵지만, 외래에 규칙적으로 방문하는 것 자체가 회복의 강력한 신호가 됩니다.

⊙ **외래치료에서 다루는 내용**은 다음과 같습니다.

①음주 여부, ②갈망 대처법, ③중독 서적 독서, ④AA 참석, ⑤심리 상태, ⑥수면, ⑦일상생활, ⑧약 처방 등.

⊙ **외래치료의 주기**는 퇴원 직후는 매주 간격 → 안정되면 격주 간격 → 더 안정되면 매월 내지 격월 간격이고 → 단주를 1년 정도 하면 외래치료를 종료하기도 합니다.

입원치료는 보호된 환경하에서의 연습이고, 외래치료야말로 전쟁터에서의 실전입니다. 단주를 정말로 원한다면 외래치료를 받아야 합니다.

✳ 당신은 퇴원 뒤에 외래치료를 받을 것인가요, 말 것인가요? 그 이유는 무엇인가요?

✳ 당신은 당신의 주치의의 외래 시간을 알고 있나요? 언제이지요?

8-3 퇴원 준비 체크 리스트

⊙ 퇴원 후의 삶을 준비하기 위한 입원

병은 급성 악화기로 시작하여 증상 안정기, 회복·재활기를 거칩니다. 팔다리를 다쳐 입원하면 재활을 모두 마칠 때까지 입원하는 것이 아니라, 통원하면서 재활을 지속할 수 있을 때 퇴원합니다. 중독도 마찬가지입니다. 한참 음주가 지속될 때의 뇌는 중독 자극과 갈망에 매우 취약하여 의지만으로 멈추기 어렵습니다. 이 시기에는 물리적으로 음주를 중단할 수 있는 환경, 즉 입원이 도움이 됩니다. 입원의 목적은 금단 증상을 개선하고, 생활의 규칙성을 회복하고, 마음을 다잡아 통원 치료로 이어지도록 하는 것입니다.

⊙ 퇴원에 대한 두려움

하지만 많은 환자분들이 사회 복귀, 즉 재활을 두려워합니다. 끼니를 챙겨주고, 추울 때 따뜻하고, 더울 때 시원하며, 주변에 사람이 있다는 것이 병원에서는 당연하지만, 퇴원하면 당연하지 않기 때문입니다.

처음 병원에 입원하면 싫고 힘들지만 지내다 보면 병원만큼 편한 곳도 없습니다. 몇 차례 입·퇴원을 반복하다 보면 병원 생활에 젖어 들어 퇴원이 겁나고 피하게 됩니다. 이런 것을 '병원 의존증'이라고 부릅니다.

그러나 우리는 평생 병원에서 살 수 없습니다. 병원은 집이 아니기 때문입니다. 중독은 오랜 기간 우리를 괴롭혀 왔고 회복에도 그만큼 시간이 걸립니다. 따라서 입원할 때부터 퇴원 이후의 삶을 준비해야 합니다.

⊙ 입원 생활과 퇴원 생활의 차이점

입원 생활과 퇴원 생활의 차이를 살펴보면 다음의 표와 같습니다.

	입원 생활	퇴원 생활
1. 주거 환경	① (내가 신경 쓰지 않아도) 청소해 주는 사람이 있다. ② 말동무, 고민 상담 용이 ③ 청소와 정돈, 신체 청결 유지 용이 (주변의 시선, 권유 등)	① 신경 쓰지 않으면 금방 지저분해진다. ② 말동무가 없고 고립되기 쉽다. ③ 게을러지면 씻지 않고 환경을 정돈하지 않아 금방 엉망이 된다. ④ 병원보다 환경이 열악할 수 있다. (매우 좁거나, 더럽거나, 외롭거나 등)
2. 식사	세 끼 식사가 시간 맞춰서 마련된다. 식판만 가져다 놓으면 정리해 준다.	스스로 식사를 준비해야 하고, 설거지와 정리도 해야 한다.
3. 생활 리듬	규칙적인 생활의 틀이 마련되어 있다 : 기상과 취침 시간, 식사와 투약 시간, 프로그램 시간, 산책 시간	생활의 규칙을 스스로 마련해야 한다.
4. 소비	소비 규모 제한이 있다 : ① 물건을 둘 공간의 제한 ② 생활비 (또는 간식비) 제한	소비 규모 제한이 없다.
5. 단주 자세	'그래도 여기는 병원이니까 술을 마시지 말아야겠다'라고 생각한다.	제지하는 사람도, 환경도 없다. '한 잔 마셔도 되지 않을까'라는 생각이 들고, 마시기 시작하면 멈추지 못한다.

하나씩 살펴보도록 하겠습니다.

1. 대부분 퇴원을 쉬이 결정하지 못하는 이유는 **주거의 문제** 때문입니다. 중독 문제가 오래되면 대부분 가족과 단절되고, 주거 환경이 열악해집니다. 자기 집이 있어도, 음주가 지속되면 집이 엉망이 되기 때문에 환경이 열악해집니다. 살던 집을 모두 정리하고 간소한 짐만 가지고 입원을 하는 경우라면 퇴원해도 갈 곳이 없을 수 있습니다. 이런 경우 바로 안정적인 주거를 마련할 수는 없습니다. 따라서 입원 초반부터 주민센터 등에서 필요한 도움을 받으셔서 주거 문제를 해결하기 위해 노력해야 합니다. 주거가 안정되면 회복으로 가는 길이 한결 수월해집니다.

병원은 단체 생활이기 때문에 주변의 시선과 권유를 무시할 수 없습니다. 주변에 사람이 있기 때문에 청소하고 정돈하며, 씻게도 됩니다. 또한 고민이 생기면 가볍게 이야기를 꺼내 보기라도 할 수 있습니다.

반면 퇴원하여 집에 혼자 있으면 처음에는 규칙적으로 씻고 청소, 정돈도 하지만, 한번 귀찮아서 안 하게 되면 계속 게을러지기 쉽습니다. 아무도 지적하지 않기 때문입니다. 게다가 의문이나 고민이 생겨도 물어보기가 쉽지 않으니 임의로 일을 처리하고 나중에 후회하는 경우가 많습니다. 특히 점점 더 교묘해지는 보이스 피싱 수법에 당하기 쉽습니다.

2. 퇴원하신 분들께서 공통적으로 가장 많이 말씀하시는 것이 **식사의 어려움**입니다. 저도 부모님 집을 떠나 독립했을 때 가장 힘들었던 것이 식사 준비였습니다. 매 끼니 뭘 먹어야 할지, 조리를 하고 남은 채소들은 어떻게 처리해야 할지 몰랐고, 혼자 먹을 때면 과자나 간식으로 대충 때우는 날이 많았습니다. 그나마 결혼을 하고 애들을 기르면서 어쩔 수 없이 요리를 배워야 했고 요리를 할 수 있게 된 지 1년이 넘으니 냉장고를 보고 뭘 만들지, 뭐는 언제쯤 사야 되는지 감을 잡을 수 있게 되었습니다. 대부분 이런 시행착오를 거칩니다. 게다가 우리는 식사를 제대로 하지 않으면 금방 술 생각이 납니다. 하루 세끼를 사 먹기에는 식비가 부담되고 속도 부대끼니까 최소한의 요리를 할 수 있어야 합니다.

식사 뒷정리도 할 수 있어야 합니다. 귀찮아서 식사 뒷정리를 미루는 경우, 음식 냄새가 오래 남고 설거지하기가 더 힘들어지며 치우고자 하는 의욕도 떨어져 집이 금세 엉망이 됩니다.

3. 다음으로 많이 말씀하시는 것이 '병동에서처럼 **규칙적으로 생활**하면 될 줄 알았는데, 이것이 생각보다 어렵다'는 것입니다. 병원에서는 자연스럽게 규칙적으로 생활하게 됩니다. 아침에는 혈압을 재고 사람들이 깨는 소리에 자연스레 일어나고, 저녁에는 소등하고 조용해지면서 자연스레 잠이 드는 리듬이 형성됩니

다. 식사와 투약 시간도 정해져 있고, 프로그램과 산책 시간도 정해져 있습니다. 약도 규칙적으로 먹게 됩니다. '습관'은 생활의 규칙성을 기반으로 형성됩니다.

그러나 퇴원하고 나면 그대로 하기가 어렵습니다. 병원에서는 다 같이 하는 일이라 흐름에 따라가면 되지만, 집에서는 스스로 해내야 하기 때문입니다. 병원에서부터 적극적으로 규칙적인 생활을 해야 퇴원 이후로 이어지기가 쉽습니다. 병원에서 안 되는데 나가서 되는 일은 없습니다.

4. **금전적인 어려움**도 한몫합니다. 병동에서는 물건을 둘 공간에도 제한이 있고, 생활비나 간식비도 제한이 있으며, 식사가 나오고 규칙적인 생활을 하므로 돈을 덜 쓰게 됩니다. 때로 과소비를 해도 당장 쫓겨나는 것은 아니기 때문에 큰 문제가 발생하지 않습니다.

퇴원을 하면 모든 것을 스스로 처리해야 하므로 소비가 늘어납니다. 게다가 우리는 살면서 아프기나, 사고를 당하거나, 갑자기 이사를 해야 하는 등 예상치 못한 일을 반드시 겪게 됩니다. 그래서 최소 3개월 이상의 생활비를 예비비로 저축해 두어야 하고, 그러려면 평소에 저축하는 습관이 필요합니다. 저축하는 습관이 없는 상태, 돈이 생기는 대로 써버리는 습관이 있는 상태로 퇴원한다면 갚지 못할 빚을 지고, 기본적인 생활에 위협을 받을 수 있습니다.

5. 마지막은 **단주 마음가짐**입니다. 많은 환자들이 병동에서는 음주를 자제합니다. '병원이니까' '음주 측정을 하니까' 안 마신다고 합니다. 환경적으로도 술을 구하기가 어렵습니다.

하지만 퇴원을 하면 아무도 나의 음주를 제지하지 않습니다. 술은 싸고 어디서나 구할 수 있습니다. '한 잔 마셔도 되지 않을까'라는 마음이 자연스럽게 올라옵니다. 그렇게 마신 한 잔이 걷잡을 수 없이 커집니다.

게다가 우리는 한번 뭐가 틀어져서 규칙이 어긋나면 '에라 모르겠다' 하면서 확 무너져 버리기 쉽습니다. 이것을 '규칙 위반 효과'라고 합니다. 사람의 일이라는 게 매일 완벽하게 규칙적으로 이뤄질 수는 없음에도, 우리는 한번 무너지면 그 자리에 주저앉아 버립니다. 병원에서는 오늘 무너져도 다음날 동일한 규칙성이 유지되므로 큰 노력을 기울이지 않아도 제자리로 돌아오기 쉽지만, 집에서는 스스로 다잡아야 합니다.

많은 사람들이 '병동에서 지내는 것처럼만 지내면 퇴원해서 잘 지낼 수 있을 것'이라고 말합니다. 그 말은 옳습니다. 하지만 '병동에서 지내는 것처럼' 지내는 것은 생각보다 쉽지 않으며, 지금까지 이야기한 주거-식사-생활 리듬-소비-단주 마음가짐의 영역에서 미리 준비가 필요합니다.

⊙ 우리의 삶은 어떻게 구성되어 있는가?

삶의 기본 요소는 '의식주' 입니다. 그러나 이것만으로 우리의 삶이 잘 굴러가는 것은 아닙니다. 우리의 삶은 다양한 요소로 이뤄져 있고, 이들이 적절한 균형을 유지해야 합니다.

우리 삶에서 각 항목을 0점(전혀 만족스럽지 않음)부터 10점(매우 만족스러움) 사이에서 점수를 매겨 봅시다.

1. **가족과 친구(지지 체계)** : 나를 믿고 지지해 줄 가족 또는 가까운 사람과의 관계나 소통이 얼마나 만족스러운지 점검해 봅시다.
2. **재정 상태** : 삶의 목표를 세우고 달성하는 데 돈이 필요합니다. 필요한 목표 자금을 설정하고, 자금 마련을 위해 노력하고, 소비에서 선택과 집중을 하고 있는지 점검해 봅시다.
3. **건강** : 건강한 신체와 마음을 유지하는 생활 습관을 실천하고 있는지 점검해 봅시다.
4. **여가 활동, 즐거운 일** : 좋아하고 즐거운 일이 있는지, 얼마나 적극적으로 참여하고 있는지, 얼마나 만족스러운지 점검해 봅시다.

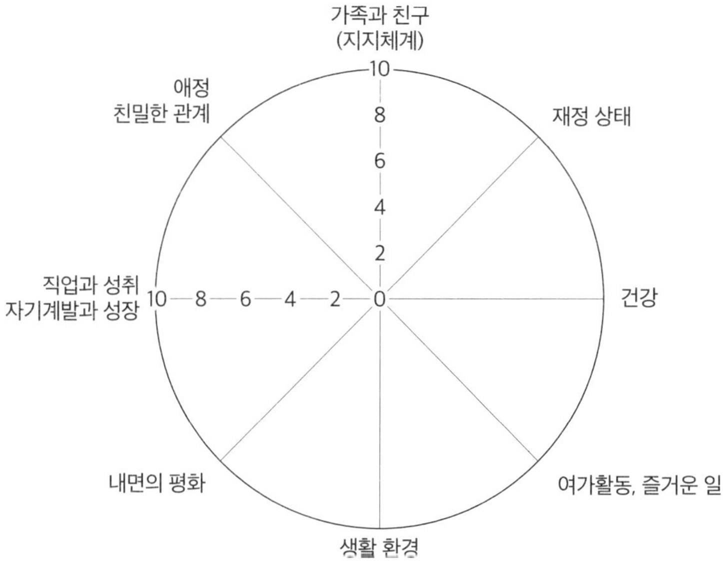

5. **생활 환경** : 심리적으로 편안한 거주 여건이 마련되어 있는지 점검해 봅시다.

6. **내면의 평화** : 종교적 신념에 관계없이 마음의 평화를 유지하는 것이 균형감 있는 삶에서 매우 중요합니다. 내면의 평화에 집중할 수 있는 나만의 방법은 있는지, 그 방법은 얼마나 만족스러운지 점검해 봅시다.

7. **직업과 성취, 자기 계발과 성장** : 인간은 낯선 것에 끊임없이 도전하며 능동적으로 발전하는 존재입니다. 내가 지금 하는 일이 얼마나 만족스러운지, 새로운 일에 도전하고 성취를 쌓고 있는지 점검해 봅시다.

8. **애정, 친밀한 관계** : 소중한 사람에게 관심과 사랑, 감사를 충분히 표현하고 있는지, 관계는 얼마나 만족스러운지 점검해 봅시다.

이 중 병원에서도 어렵지만 나가면 더 어려운 것이 **시간을 의미 있고 만족스럽게 보내는 것**입니다. 여가 활동이든, 직업 활동이든, 자기 계발이든, '오늘 하루 참

잘 보냈다.' 하는 일을 해야만 중독으로 쉽게 돌아가지 않고 삶 자체도 점점 성장합니다.

또 어려운 것이 '**친밀한 관계**'입니다. 병동에서는 좋으나 싫으나 미우나 고우나 치료진들이 있고, 의사소통을 해야 합니다. 그러면서 자기 이야기도 하고, 이야기를 하다 보면 생각이 정리되기도 합니다. 하지만 퇴원하고 나면 그런 관계도 부족할뿐더러, 감사나 관심을 표현하기는 더욱 어려워집니다. 대인 관계는 우리의 마음을 만족시키고 성장하게 하는 밑거름입니다. 여러분에게 AA, 외래, 중독관리통합지원센터, 한국도박문제예방치유원에 방문하라고 권하는 이유도 건강한 관계를 만들 수 있는 좋은 동지를 찾기를 바라는 마음 때문입니다. 같이 모여 술 마시는 친구 말고, 갈망이 생겼을 때 통화하면 음주를 막아줄 수 있는 회복 동지를 병원에서 먼저 찾은 다음에 퇴원하시기 바랍니다. 중요한 것은 병동에서 먼저 할 수 있어야 퇴원 후에도 할 수 있다는 것입니다. 나가서 어련히 알아서 잘 되는 것은 없습니다.

⊙ 퇴원 준비 체크 리스트 해설

이런 점들을 고려해서 다음 장과 같은 퇴원 준비 체크 리스트를 만들어 보았습니다. 먼저 각 항목을 살펴보겠습니다.

1. 주거	나가서 지낼 장소가 정해졌는가? → 거처가 정해지지 않으면 마음이 불안합니다. 나라에서 주거를 지원하는 제도를 잘 알아보시기 바랍니다. 영구 임대, 매입 임대, 국민 임대 주택 등은 보증료와 월세가 저렴하고 주거 환경이 좋습니다. 도움이 필요하다면 치료진, 주민센터 담당 직원과 상의하시기 바랍니다. '나가서 정해야지' 하지 마시고 병원에 입원하는 동안 지낼 집을 미리 구하십시오.
	깨끗하고 지내기에 편안한가? → 정기적으로 집에 가서 정리정돈과 청소를 하십시오. 퇴원일이 결정되면 미리 가서 집을 청소하시기 바랍니다.

2. 식사	식사 준비에 대한 대비가 되어 있는가?
	최소한의 조리 도구 (밥솥, 냄비, 프라이팬 등)와 식기가 준비되어 있는가?
	다음 요리를 할 수 있는가? : 밥, 계란프라이, 채소와 계란 삶기, 간단한 찌개(국) 등 → 모든 끼니를 사 먹을 수 없습니다. 최소한의 요리를 할 수 있게 틈틈이 연습해야 합니다. 요리를 할 수 있다면 식사 시간이 덜 두렵습니다. 동영상 사이트에서 자취 요리를 검색하면 다양한 요리가 나옵니다. 냉동실 파먹기 같은 것도 도움이 됩니다. 산책과 외출을 통해 집에서 요리를 틈틈이 연습하시기 바랍니다.
	설거지를 할 줄 아는가? → 설거지 도구조차 없는 경우가 많습니다. 미리 구비하시기 바랍니다.
3. 정리 정돈 청결	도움이나 권유 없이 자신의 자리를 스스로 정돈하고 청소하는가?
	도움이나 권유 없이 세탁기로 깨끗하게 빨래를 하고 냄새나지 않게 말릴 수 있는가?
	도움이나 권유 없이 스스로 청결을 유지하는가? → 주변에서 씻으라고나 해야, 치우라고나 해야 치우고 씻고 계시지는 않으신가요? '난 알아서 잘 씻고 있다'고 생각하지만 그렇지 않은 경우가 많습니다. 매일 집안의 영역을 정해서 조금씩 청소하고 정돈하는 습관이 필요합니다. 병원에서도 월요일은 침대, 화요일은 옷장, 수요일은 간식류와 같이 정하셔서 정돈하는 연습을 하십시오.
4. 생활 리듬	스스로 정해진 시간에 일어나고 정해진 시간에 자는가?
	프로그램 외에 매일 규칙적으로 하는 활동이 있는가? (운동, 독서 등)
	일지를 매일 쓰며 자기 검토를 하는가? → 병원에서는 의무적으로 일지를 쓰지만, 퇴원하는 순간 대부분의 환자분들이 일지를 쓰지 않습니다. 병이 없는 사람들도 일기와 일지를 쓰는데, 중독에 취약한 우리가 일지 쓰기와 자기 검토를 게을리한다는 것은 재발에 무방비 상태인 것과 다름없습니다. 병원에서부터 일지를 철저하게 쓰는 연습을 하십시오. 그렇게 해도 퇴원해서 자기 검토를 이어가기가 정말 어렵습니다.

5. 관계	정기적으로 연락하는 가족이나 지인이 있는가? 있다면 누구인가? (　　　　) → 가족과 정기적으로 연락을 주고받으십시오. 단지 요구만 할 게 아니라 안부를 묻고 건강을 걱정해 주십시오. 만나지 않아도 됩니다. 나를 걱정하는 누군가가 있다는 것은 서로에게 든든할 것입니다. 관계가 회복되지 않는다고, 관계를 회복할 수 없다고 미리 좌절하는 경우가 많습니다. 가족의 마음은 우리가 생각하는 대로 움직이지 않고, 우리가 어찌할 수 있는 것도 아닙니다. 하지만 우리가 요구만 하지 않고 감사와 배려의 마음을 진심으로 전달한다면, 그 자체로 우리 자신에게 도움이 됩니다.
	위기 상황에 즉각적으로 도움을 청할 수 있는 사람이 있는가? 누구인가? (　　　　) → 갈망이 세게 왔을 때, 예상치 못한 상황이 발생해서 당황스럽고 혼란스러울 때 상의할 수 있는 사람이 있어야 합니다. 가능하면 즉각 도움을 청할 수 있으면 좋겠지만, 그렇지 않다면 여러분의 주치의나 가까운 치료진에게 도움을 받을 수 있는지 살펴보십시오.
6. 재정	예산을 정해 돈을 사용하는가?
	매월 스스로 정한 만큼 돈을 저축하는가? → 많은 환자분들이 계획성 있게 돈을 쓰지 못합니다. 매월의 생활비를 초과해서 돈을 쓰거나, 약속한 만큼 저축을 하지 못합니다. 때로는 한판의 도박이나 술자리에서 그간 모은 돈을 깡그리 써버리기도 합니다. 재정 역시 '나가서 잘하면 되지'는 절대 통하지 않습니다. 병원에서부터 예산 내에서 소비하고, 단 5만 원이라도 저축하는 습관을 만드십시오. 영구 임대의 경우 보증금이 150~300만 원 정도 필요합니다. 또한 갑자기 아파서 입원을 하면 예상 외의 지출이 발생할 수 있습니다. 생활비의 3개월분을 항상 예비비로 저축해 두십시오.
7. 건강	나의 신체 질환을 알고 있는가?
	스스로 치료를 받으러 갈 수 있는가? → 자신의 건강 상태를 잘 알아야 합니다. 그간 병원에서 대신 약을 타다 주었다면, 스스로 약을 받으러 가보시고 의사와 자신의 상태에 대해 상의도 해 보십시오. 남이 타다 주는 약을 습관적으로 먹다 보면 나중에 스스로 약을 타러 갈 수가 없습니다.

8. 갈망 대처 & 회복	좋아하고 즐거운 활동이 있는가?
	갈망 대처법이 최소 3가지 이상 있는가? → 이 두 가지는 갈망에 대한 '대체 활동'이자 삶을 윤택하게 하며 삶의 의미를 느끼게 하는 중요한 요소입니다. '나가서 찾아야지'는 절대 불가능합니다. 이 안에서 먼저 해 볼 수 있는 것을 시도해 보시기 바랍니다. 직업을 구하는 것도 마찬가지입니다. 병원의 규칙 내에서 먼저 면접을 보시고, 자격증을 따시기 바랍니다.
	외래 진료를 올 계획인가? 예약일 : (　　　　) → 외래 진료는 회복에 아주 큰 도움이 됩니다. 외래 진료를 보려면 술을 자제하고 규칙적인 생활을 해야 하기 때문입니다. 퇴원 시 반드시 외래 예약을 잡으시기 바랍니다.
	회복을 지속하기 위해 연결될 사람이나 기관 (AA, 중독센터 등)이 있는가? → 집이 너무 멀거나, 직장 사유 등으로 퇴원한 병원의 외래에 오기 힘든 경우가 있습니다. 그런 경우라면 다른 병원에서 진료를 보시거나, 나의 회복을 돕는 사람들과 긴밀히 연결될 수 있는 장치를 미리 마련해 두십시오. '퇴원하면 중독센터/AA에 가야지'라고 생각하면 절대 갈 수 없습니다. 입원 중에 먼저 중독센터/AA에 전화하고 방문하여 관계를 맺으십시오. AA도 마찬가지입니다.
	항갈망제 복용에 대해 주치의와 상의하였는가? → 항갈망제는 의사가 임의로 처방해서는 효과가 없는 매우 특수한 약입니다. 항갈망제가 효과 있으려면 복용하는 사람이 '술을 멈추기 위해 무엇이든 해야겠다'라는 마음가짐이 있어야 합니다. 여러분의 마음을 돌이켜보십시오. 술의 유혹에 굴복하지 않기 위해 무엇이든 할 준비가 되어 있으신가요? 그런 마음 없이 내키는 대로 퇴원하고, 다시 입원할 생각으로 퇴원을 생각하지는 않은지 돌아보십시오.
	(정신과 약을 먹는 경우) 본인의 약에 대해 주치의와 상의하였는가? → 무슨 약을, 어떤 이유로 복용하고 있는지 잘 알아야 합니다. 자신의 건강에 대한 부분이기 때문입니다. 주치의에게 약에 관해 물어보시고 의견을 조율하십시오. 약은 상황에 따라 조율됩니다.

9. 점검	위의 내용을 모두 확인하고 퇴원일을 정하였는가? → 계획 없이 퇴원하는 것은 '갈망이 왔으니 나가서 바로 술 마시겠다'는 것과 다름없습니다. 퇴원일을 정하고 그에 맞춰 위의 것들을 하나씩 점검해야 합니다. 위의 사항을 여러분의 가족, 치료진과 상의하시고, 그들의 조언을 받아들이며 하나씩 문제를 해결하시기 바랍니다.

⦿ 결론: 재활 습관을 쌓는 나날의 노력

우리 중에는 반복되는 재발로 '중독에서 벗어날 수 없다'는 생각에 희망을 잃고 병원 생활을 이어가는 분이 있습니다. 중독은 까다로운 병입니다. 단지 약만 먹어서, 단지 의지만으로 되지 않습니다. 행동이 바뀌고, 생각의 뿌리가 바뀌어야 앞으로 나아갑니다. 재발은 회복 과정에서 필연적으로 만나게 되지만, 그때 포기하지 않아야 앞으로 나아갑니다. 생각보다 많은 시간이 걸릴 수도 있습니다. 하지만 내 마음이 '이대로, 되는 대로 살아야지'에 머물러 있지는 않은지 잘 살펴보십시오. '나는 나이가 너무 많아서' '이제 더 잃을 것도 없어서'라고 말씀하실 수도 있습니다. 나이가 들수록 기회가 줄어드는 것은 맞습니다. 하지만 평생 중독자였으니 중독자인 상태로 죽을 것인지, 중독자였으나 매일 회복을 위해 과거에 하지 않았던 일에 도전하다가 죽을 것인지는 선택할 수 있습니다. 오늘 하루, 지금 당장은 사소해 보이는 선택이 쌓이면 습관이 됩니다. 대충 넘어가는 식으로 살면서 하루하루를 쌓아 나갈 것인지, 그러지 않을 것인지 스스로 결정하고 실천해야 합니다.

⦿ 퇴원 준비 체크 리스트

		예	아니오
1. 주거	나가서 지낼 장소가 정해졌는가? (자가, 원룸, 주거 재활 시설 등)		
	깨끗하고 지내기에 편안한가?		
2. 식사	식사 준비에 대한 대비가 되어 있는가?		
	최소한의 조리 도구(밥솥, 냄비, 프라이팬 등)와 식기가 준비되어 있는가?		
	다음 요리를 할 수 있는가?: 밥, 계란프라이, 채소와 계란 삶기, 간단한 찌개(국) 등		
	설거지를 할 줄 아는가?		
3. 정리 정돈 청결	도움이나 권유 없이 자신의 자리를 스스로 정돈하고 청소하는가?		
	도움이나 권유 없이 세탁기로 깨끗하게 빨래를 하고 냄새나지 않게 말릴 수 있는가?		
	도움이나 권유 없이 스스로 청결을 유지하는가?		
4. 생활 리듬	스스로 정해진 시간에 일어나고 정해진 시간에 자는가?		
	프로그램 외에 매일 규칙적으로 하는 활동이 있는가? (운동, 독서 등)		
	일지를 매일 쓰며 자기 검토를 하는가?		
5. 관계	정기적으로 연락하는 가족이나 지인이 있는가? 있다면 누구인가? (　　　　)		
	위기 상황에 즉각적으로 도움을 청할 수 있는 사람이 있는가? 있다면 누구인가? (　　　　)		

6. 재정	예산을 정해 돈을 사용하는가?		
	매월 스스로 정한 만큼 돈을 저축하는가?		
	나의 재정 상황을 투명하게 공개할 수 있는가?		
7. 건강	나의 신체 질환을 알고 있는가?		
	스스로 치료를 받으러 갈 수 있는가?		
8. 갈망 대처 & 회복	좋아하고 즐거운 활동이 있는가? 있다면 무엇인가? (　　　　　)		
	갈망 대처법이 최소 3가지 이상 있는가? (1) (　　　　　　　　　) (2) (　　　　　　　　　) (3) (　　　　　　　　　)		
	외래 진료를 올 계획인가? 예약일 : (　　　　)		
	회복을 지속하기 위해 연결될 사람이나 기관(AA, 중독센터 등)이 있는가?		
	항갈망제 복용에 대해 주치의와 상의하였는가?		
	(정신과 약을 먹는 경우) 약에 대해 주치의와 상의하였는가?		
9. 점검	위의 내용을 모두 확인하고 퇴원일을 정하였는가? 퇴원일 : (　　　　)		

■ 생활점검표 (42일분)

점검 항목	시각	일 /	월 /	화 /	수 /	목 /	금 /	토 /

점검 항목	시각	일 /	월 /	화 /	수 /	목 /	금 /	토 /

점검 항목	시각	일	월	화	수	목	금	토
		/	/	/	/	/	/	/

점검 항목	시각	일	월	화	수	목	금	토
		/	/	/	/	/	/	/

점검 항목	시각	일	월	화	수	목	금	토
		/	/	/	/	/	/	/

점검 항목	시각	일	월	화	수	목	금	토
		/	/	/	/	/	/	/

■ **저자 약력 (가나다순)**

김한오 정신건강의학과 전문의

중앙대학교 의과대학을 졸업하고, 미국 Weimar College에서 Health Ministry를 수학하면서 이상구 박사에게서 NEWSTART 프로그램을 사사 받았으며, 계요병원에서 정신건강의학과 수련을 받고, 2000년부터 계요병원 중독센터에서 근무 중이다. 안양시정신건강복지센터장, 안양시중독관리통합지원센터장, 한국중독정신의학회 회장, 계요병원 중독센터장, 진료원장을 역임하였다.

전공은 중독과 12단계이다. 저서로 『12단계 중독치료』(5판 2010 계요병원), 『중독재활총론』(공저 2011 학지사), 『12단계 중독치료 워크북』(3판 2015 눈출판그룹), 『12단계 회복일지』(6판 2017 눈출판그룹), 『중독정신의학』(2판 공저 2019 아이엠이즈컴퍼니), 『중독치료의 핵심 80제 워크북』(2025 하나의학사)이 있으며, 논문으로 「중독의 12단계 영적 치료」(2013), 「12단계 촉진치료 개괄」(2016), 「절주가 아닌 단주를 지지하는 경험적 이유와 과학적 증거」(2019) 등이 있고, youtube로 〔12단계 집단치료〕(15강, 2018 광주서구중독관리통합지원센터)를 촬영하였다.

백수현 정신건강의학과 전문의, 의학박사

연세대학교 원주세브란스기독병원 전공의와 서울성모병원 정신건강의학과 중독전공 전임의를 거쳐, 2018년에 계요병원에 입사하여 현재 중독센터장으로 시무하고 있으며, 한국중독정신의학회 학술이사로 활동하고 있다. 중독자와 가족의 회복에 진심이며, 저서로 『84일간의 회복여행일지』(2020, 하나의학사), 『아주 쉬운 동기면담 가이드』(2023, 학지사)가 있다.

이기경 정신건강의학과 전문의

조선대학교 의과대학을 졸업하고, 서울아산병원에서 전공의 수련을 받은 후 동 병원에서 전임의로 근무하였다. 용인정신병원을 거쳐 2024년부터 계요병원 중독센터에서 근무 중이다. 융(C.G. Jung)의 분석심리학을 공부하고 있으며, 이를 통해 중독 환자들을 이해하고 돕기 위해 노력하고 있다.

입원중독치료 8대 전략 2판

초판 발행 2025년 3월 4일
2판 발행 2025년 10월 27일

지은이 김한오 백수현 이기경
발행인 박정식
기획 신선호
편집장 장혜정
도서편집 박미현 서이주
디자인 고지연
출판행정 김가은
경영기획 김세희
인사행정 유빈
재무회계 곽순석 김세아
캐릭터 김세원
발행처 한국외국어대학교 지식출판콘텐츠원
02450 서울특별시 동대문구 이문로 107
전화 02)2173-2494~7
FAX 02)2173-3363
홈페이지 http://press.hufs.ac.kr
전자우편 press@hufs.ac.kr
출판등록 제6-6호(1969. 4. 30)
인쇄·제본 (주)케이랩 031)949-6885

ISBN 979-11-7199-320-8(13180) **정가** 15,000원

* 잘못된 책은 교환하여 드립니다.

HU:iNE 은 한국외국어대학교출판부의 어학도서, 사회과학도서, 지역학도서 Sub Brand이다. 한국외대의 영문명인 HUFS, 현명한 국제전문가 양성(International+Intelligent)의 의미를 담고 있으며, 휴인(携引)의 뜻인 '이끌다, 끌고 나가다'라는 의미처럼 출판계를 이끄는 리더로서, 혁신의 이미지를 담고 있다.